Stephen Atasige

Saúde materna em África: Um estudo de mulheres rurais grávidas no Gana

Stephen Atasige

Saúde materna em África: Um estudo de mulheres rurais grávidas no Gana

Melhorar a utilização do tratamento preventivo intermitente e dos mosquiteiros tratados entre as mulheres grávidas no norte do Gana

ScienciaScripts

Imprint
Any brand names and product names mentioned in this book are subject to
trademark, brand or patent protection and are trademarks or registered
trademarks of their respective holders. The use of brand names, product
names, common names, trade names, product descriptions etc. even without
a particular marking in this work is in no way to be construed to mean that
such names may be regarded as unrestricted in respect of trademark and
brand protection legislation and could thus be used by anyone.

Cover image: www.ingimage.com

This book is a translation from the original published under ISBN 978-620-2-
05646-5.

Publisher:
Sciencia Scripts
is a trademark of
Dodo Books Indian Ocean Ltd. and OmniScriptum S.R.L publishing group

120 High Road, East Finchley, London, N2 9ED, United Kingdom
Str. Armeneasca 28/1, office 1, Chisinau MD-2012, Republic of Moldova,
Europe
Printed at: see last page
ISBN: 978-620-7-96716-2

Índice:

DEDICAÇÃO

Esta investigação é dedicada a todas as mulheres grávidas, especialmente as que vivem nas zonas rurais do Norte
Gana em risco de contrair malária durante a gravidez.

RECONHECIMENTO

Agradeço a Deus a graça, a força e a inspiração para levar a cabo este estudo. Gostaria também de agradecer ao Programa de Formação em Epidemiologia de Campo e Laboratório do Gana (GFLTP) e ao Centro de Controlo de Doenças (CDC) pelo apoio financeiro a este trabalho. Os meus mais sinceros agradecimentos vão mais uma vez para o Dr. Fred Wurapa, para todo o pessoal do GFLTP e para o departamento de epidemiologia e controlo de doenças da escola de saúde pública, UG, Legon, pelo seu imenso apoio durante o estudo. Gostaria também de agradecer ao Dr. Philips Ricks, o representante residente do CDC na Iniciativa Presidencial contra a Malária (PMI) no Gana, cujos contributos para a elaboração do questionário e do protocolo deste estudo foram inestimáveis.

Gostaria de agradecer ao Alhaji Abdul Rahaman Yakubu e à Sra. Catherine Dery, o diretor distrital e a enfermeira distrital de saúde pública do distrito de Gushegu, respetivamente, pela sua ajuda na obtenção de dados e informações relevantes para este estudo.

Também estendo o meu agradecimento a todo o pessoal do ANC que me deu todo o apoio necessário durante o período de recolha de dados, bem como aos entrevistadores que interpretaram as perguntas de inglês para dagbani. Devo dizer que sem eles os dados para o estudo não poderiam ter sido recolhidos. Aos inquiridos, em particular às mães que amamentam, agradeço por terem dado as respostas necessárias, o que tornou este estudo possível. A todas as boas pessoas com quem entrei em contacto durante o período da investigação, digo um grande obrigado.

Finalmente, estou grato à minha mãe, ao meu falecido pai e à minha família pelo seu encorajamento e apoio ao longo dos meus anos de educação. Gostaria de agradecer particularmente à minha mulher, Vivian, e à minha filha, Makayla, por todos os sacrifícios que fizeram para garantir que eu concluísse esta investigação com êxito.

RESUMO

Antecedentes: Apesar da redução de 451 em 2007 para 350 em 2010 por 100 000 nados-vivos, o Gana regista uma elevada taxa de mortalidade materna. A meta do PNCM para o IPTp2 é de 80%, mas a cobertura do Gana foi de 64,4% em 2011, o que contrasta com a cobertura de 84,7% de consultas de ANC em pelo menos 4 visitas. A cobertura do IPTp2 na Região Norte é inferior à média nacional, com 51,2%. Em Gushegu, 44% das mulheres grávidas registadas receberam IPTp2 em 2013. A baixa cobertura do IPTp2 constitui uma ameaça à redução da incidência da malária e da mortalidade materna. O objetivo primário do estudo foi determinar os factores relacionados com o cliente e com a instalação associados à adoção adequada do IPTp.

Métodos: Foi efectuado um estudo transversal entre as utentes de cuidados de saúde primários e o pessoal do RCH Gushegu. Foram administrados questionários a 330 mães lactantes de uma amostragem conveniente e preenchidos pelo pessoal dos CPN. Foi utilizada uma lista de controlo para as observações das unidades de saúde. As análises univariadas das variáveis foram expressas em frequências e proporções. A análise bivariada foi utilizada para mostrar associações entre as várias variáveis independentes e as variáveis dependentes.

Resultados: Um total de 8,5% e 91,5% dos inquiridos tomaram IPTp-SP inadequado (<1 dose) e adequado (>2 doses), respetivamente. 85,4% das inquiridas efectuaram a primeira consulta de ANC precocemente, 92% estão desempregadas e 80% são grávidas múltiplas. A média de consultas de ANC é de 5. A idade gestacional média no primeiro atendimento para doses inadequadas e adequadas é de 6 e 4, respetivamente. 25% e 15,5% referiram efeitos secundários e infeção por malária após a utilização de SP, respetivamente. Os rácios de probabilidades com um IC de 95% de desemprego, gravidez única e primeira consulta de ANC tardia para prever a utilização inadequada de SP foram OR4,9 (1,88-13,14.), OR3,38 (1,52-7,55) e OR6,8 (2,96-15,40), respetivamente. A prática do TDO, a boa atitude do pessoal e as palestras sobre saúde na unidade sanitária foram observadas e confirmadas por 96,7%, 94% e 87,2% dos utentes. A cobertura dos MTI é de 23% e a sua utilização de 72%.

Conclusões: A utilização adequada de SP entre os inquiridos foi elevada. A maioria está desempregada, teve gravidezes múltiplas e efectuou precocemente as primeiras consultas de ANC. O número médio de consultas de ANC cumpre as normas da OMS. O desemprego, a paridade única e as primeiras consultas de ANC tardias estão significativamente associados à toma de uma dose inadequada de SP. A atitude e as práticas do pessoal de ANC são satisfatórias. A cobertura dos MTI é baixa, mas a sua utilização é elevada entre os inquiridos.

CAPÍTULO 1
INTRODUÇÃO

1.1 ANTECEDENTES

A malária é uma infeção parasitária transmitida pelos mosquitos Anopheles. O parasita *Plasmodium*, que causa a malária, é um parasita unicelular que se multiplica nos glóbulos vermelhos dos seres humanos, bem como no intestino do mosquito.

Quando o mosquito fêmea se alimenta de uma pessoa infetada, as formas masculina e feminina do parasita são ingeridas a partir do sangue humano. Subsequentemente, as formas masculina e feminina do parasita encontram-se e acasalam no intestino do mosquito, e as formas infecciosas são passadas para outro ser humano quando o mosquito se alimenta novamente. O parasita entra então na corrente sanguínea e invade os glóbulos vermelhos. Eventualmente, os glóbulos vermelhos infectados rebentam. Isto envia os parasitas para todo o corpo e causa os sintomas da malária. Uma vez numa pessoa infetada, o parasita multiplica-se no fígado e muda de novo, podendo infetar um mosquito que o pique. Só se pode apanhar malária se formos picados por um mosquito infetado ou se recebermos sangue infetado de alguém durante uma transfusão de sangue. A malária também pode ser transmitida de mãe para filho durante a gravidez. Existem quatro espécies do parasita *Plasmodium* que podem causar malária nos seres humanos: *P. falciparum, P. vivax, P. ovale e P. malariae.* Os dois primeiros tipos são os mais comuns. Os sintomas aparecem normalmente cerca de 12 a 14 dias após a infeção. As pessoas com malária têm os seguintes sintomas: Dor abdominal, calafrios, suores e diarreia, náuseas e vómitos, dor de cabeça, febres altas, pressão arterial baixa causando tonturas, dores musculares e falta de apetite. *(Malaria.com, 2011).* As pessoas com malária que não são tratadas podem desenvolver complicações graves e morrer.

Cerca de 90% de todas as mortes por malária no mundo ocorrem em África, a sul do Sara. Isto deve-se ao facto de a maioria das infecções em África ser causada pelo *Plasmodium falciparum*, o mais perigoso dos quatro parasitas da malária humana. É também porque o vetor mais eficaz da malária - o mosquito *Anopheles gambiae* - é o mais difundido em África e o mais difícil de controlar. (Relatório sobre a Saúde Mundial 2002, OMS).

Em 2010, estima-se que tenham ocorrido 219 milhões de casos de paludismo em todo o mundo e que tenham morrido 660.000 pessoas, a maioria (91%) na região africana. (CDCs Malaria program, 2010). O paludismo prevalece em África, na Ásia, no Médio Oriente, na América Central e do Sul, na Hispaniola (Haiti e República Dominicana) e na Oceânia (Papua Nova Guiné, Irian Jaya e Ilhas Salomão). (Ficha informativa sobre a malária, 2010 OMS).

Toda a população do Gana, de 25,2 milhões de habitantes, está em risco de contrair malária. A transmissão ocorre durante todo o ano, com variações sazonais. De acordo com os dados dos serviços de saúde do Gana, a malária é responsável por cerca de 38% de todas as doenças ambulatórias, 36% de todos os internamentos e 33% de todas as mortes em crianças com menos de cinco anos. Todos os anos, são notificados entre 3,1 e 3,5 milhões de casos de malária clínica, incluindo malária na gravidez, nas unidades de saúde pública, com variações sazonais (perfil do país, Iniciativa Presidencial contra a Malária (PMI), abril de 2013).

Todos os anos, cerca de cinquenta milhões de mulheres que vivem em países onde a malária é endémica em todo o mundo engravidam, das quais mais de metade vivem em zonas tropicais de África com transmissão intensa de *Plasmodium falciparum*. Estima-se que dez mil destas mulheres e duzentos mil dos seus bebés morram em consequência da infeção por malária durante a gravidez e que a anemia malárica grave contribua para mais de metade destas mortes. (Relatório da OMS, 2010). *O Plasmodium falciparum,* um dos quatro principais tipos de parasitas que causam a malária, é responsável por noventa a noventa e oito por cento de todas as infecções no Gana, *o Plasmodium malariae* por 2-9% e *o Plasmodium ovale* por 1%. (Documento da Iniciativa do Presidente dos EUA contra a Malária (PMI) para o Gana, 2008). A espécie fêmea do mosquito Anopheles é o vetor responsável pela transmissão do parasita Plasmodium de ser humano para ser humano através da sua picada. Encontram-se normalmente nas zonas rurais e periurbanas, onde as actividades socioeconómicas levam à criação de locais de reprodução.

Postula-se que as alterações fisiológicas e comportamentais durante a gravidez são responsáveis pelo aumento da atratividade para o complexo Anopheles gambiae. *(Lindsay S. et al., 2000).*

A gravidez é normalmente seguida de uma supressão do sistema imunitário que pode causar a perda da imunidade adquirida à malária. Um forte sequestro da placenta pode interferir com o transporte de nutrientes e de oxigénio para o feto. A suscetibilidade materna ao paludismo é responsável por uma elevada parasitemia na gravidez. (Relatório do Programa Fazer Recuar o Paludismo, 2002).

A infeção por *Plasmodium falciparum* na gravidez não causa sintomas típicos de malária, mas pode provocar anemia materna e malária placentária, especialmente entre as mulheres que têm o primeiro e o segundo parto. A malária placentária leva ao baixo peso à nascença, o maior fator de risco de morte neonatal e um dos principais contribuintes para a morte infantil. Em zonas de transmissão instável, as mulheres não adquirem uma imunidade antipalúdica substancial; a infeção por *Plasmodium falciparum* pode causar doenças clínicas graves e mesmo a morte e está também associada a maus resultados de nascimento, incluindo nados-mortos, abortos espontâneos e partos prematuros (Steketee et al, 1996, 2001).

No Gana, entre as mulheres grávidas, a malária é responsável por 13,8% das consultas externas,

A urgência da situação da malária entre as pessoas vulneráveis (mulheres grávidas, recém-nascidos e bebés) exigiu várias abordagens para reduzir o seu fardo.

Em abril de 2000, a Cimeira Africana sobre Fazer Recuar o Paludismo (RBM) adoptou a Declaração de Abuja, na qual os líderes da região se comprometeram a garantir que sessenta por cento das mulheres grávidas em comunidades onde o paludismo é endémico tivessem acesso a uma prevenção e tratamento eficazes do paludismo até 2005.

Deveriam ser adoptadas as seguintes abordagens:

1. Apoiar e promover o acesso a um tratamento correto, acessível e adequado no prazo de vinte e quatro horas após o início dos sintomas.

2. Apoiar e promover o acesso a uma combinação adequada de medidas de proteção

pessoais e comunitárias, como os mosquiteiros tratados com inseticida (MTI).
3. Apoiar e promover a utilização de medidas de prevenção da malária, como a quimioprofilaxia ou o tratamento preventivo intermitente para as mulheres grávidas (IPTp), especialmente as que se encontram na primeira gravidez.

No entanto, a quimioprofilaxia já não é a estratégia recomendada para a prevenção da malária na gravidez. A cloroquina (CQ) foi a profilaxia mais utilizada, exigindo uma dose semanal ou mais frequente. A utilidade do medicamento tinha limitações que incluíam

1. Manter a intervenção devido a dificuldades de execução
2. O regime está a ser mal cumprido pelas mulheres grávidas
3. Efeitos secundários como comichão devido à CQ.
4. Aumento da resistência *do Plasmodium falciparum* à CQ devido à possível indução de resistência ao medicamento.
5. A interferência com a geração de imunidade natural à malária.

A OMS recomendou que a política de prevenção do paludismo durante a gravidez em zonas de transmissão estável deve dar ênfase a um pacote preventivo de Tratamento Preventivo Intermitente (TPI) e mosquiteiros tratados com inseticida (MTI) e garantir uma gestão eficaz dos casos de paludismo e anemia.

A política do IPT infere que:
1. Todas as mulheres grávidas em zonas de transmissão estável da malária devem receber pelo menos duas doses de IPT após 16 semanas de gestação.
2. Devem ser efectuadas quatro consultas de ANC, três das quais após as 16 semanas de gestação.
3. O fornecimento de IPT em cada visita ao ANC após a aceleração assegura que uma elevada proporção de mulheres receba pelo menos duas doses de IPT.
4. O TPI deve ser administrado às mulheres grávidas apenas mensalmente e não mais do que isso.

Atualmente, o medicamento mais eficaz para o TPI é a Sulfadoxina Pirimetamina (SP), devido à sua segurança para utilização durante a gravidez, à sua eficácia em mulheres em idade reprodutiva e à viabilidade da sua utilização em programas, uma vez que pode ser administrado como tratamento único sob observação direta (DOT) pelo pessoal dos CPN. Para além disso, a SP está a ser utilizada devido aos elevados níveis de aceitação demonstrados pelas mulheres grávidas e ao seu baixo nível de resistência no Gana. (GHS/NMCP/JHPIEGO/GLOBAL FUND, 2005).

As provas sugerem que são necessárias pelo menos duas doses de IPT para obter um benefício ótimo na maioria das mulheres, uma terceira dose não causará qualquer risco adicional e mais de três doses não oferecem benefícios adicionais (relatório da OMS, 2004). A implementação do IPTp é efectuada pela Divisão de Saúde Reprodutiva do Serviço de Saúde do Gana (GHS) em colaboração com o NMCP em todas as unidades de saúde pública do país.

O IPTp com SP foi adotado em 2003 e, no mesmo ano, foi implementado em vinte distritos selecionados e, em 2005, foi alargado a todo o país. O objetivo do programa IPT a nível mundial é 80% de IPT2 para as mulheres grávidas até 2010 (Assembleia Mundial da Saúde, 2005). O objetivo de Abuja é que 60% das mulheres grávidas recebam pelo menos duas doses de TPI até 2005, o que tem orientado a implementação do TPI no Gana desde 2003. O Plano Estratégico para o Controlo da Malária no Gana (2008) tem como objetivo atingir 100% das mulheres grávidas com TPI (pelo menos duas ou mais doses) até 2015.

1.2 DECLARAÇÃO DO PROBLEMA

Desde a implementação das três abordagens baseadas em provas para o controlo da malária na gravidez, os dados sobre a implementação continuam a ser escassos no Gana. O Relatório Mundial sobre a Malária de 2011 da Organização Mundial de Saúde (OMS) demonstra a enormidade do fardo da malária, com 216 milhões de casos e 655.000 mortes atribuíveis a este parasita transmitido por mosquitos só em 2010. O fardo é em grande parte suportado por África, onde ocorreram 91% das mortes, sendo as mulheres grávidas e as crianças com menos de cinco anos de idade as que correm maior risco de infeção e de resultados adversos. (OMS: *Relatório Mundial sobre a Malária 2011*. Genebra: Organização Mundial de Saúde; 2011).

À semelhança de outros países da África Subsariana, o Gana continuou a ficar aquém das metas dos ODM para a redução da mortalidade infantil e da morte materna. Apesar de uma redução de 451 em 2007 para 350 em 2010 por 100 000 nados-vivos (perfis nutricionais do Gana, 2011), o Gana continua a registar uma elevada taxa de mortalidade materna.

O objetivo do PNCM e do RBM para o IPTp2 é de 80%, enquanto a cobertura do Gana foi de 64,4% em 2011, o que contrasta fortemente com a cobertura de 84,7% de comparência aos CPN em pelo menos 4 consultas. (PMI, relatório do Gana, 2011).

Na Região Norte, o IPTp2 é inferior à média nacional, com 51,2%. No hospital distrital de Gushegu, apenas 44% das mulheres grávidas registadas no distrito tomaram IPTp2 no ano de 2013. A baixa cobertura do IPTP é uma ameaça à redução da incidência da malária e da mortalidade materna em Gushegu. No primeiro semestre de 2012, foram registadas 65 mortes maternas institucionais na região norte (NRHD, relatório GHS, 2012).

O fardo da malária entre as mulheres grávidas é eminente no distrito de Gushegu, no Gana, e influenciado pela baixa adesão ao IPTp e aos MTI. Entre 2010 e 2012, foram registados 15127 casos de malária no principal hospital do distrito de Gushegu (GDH), dos quais 3234 (21,4%) estavam associados à gravidez. Um estudo efectuado no Hospital de Gushegu para determinar a relação entre a malária placentária e os resultados do parto teve os seguintes resultados: 56/107 (52%) das amostras de sangue da placenta de mulheres após o parto deram positivo. 16/54 (30%) dos casos positivos de malária tiveram recém-nascidos com baixo peso à nascença. A prevalência de mortalidade perinatal foi de 5/58 (9%) em mulheres com amostras positivas de malária. Apenas 44% da amostra do estudo tinha recebido as três doses de SP durante a gravidez (Joanne H.M et al., 2012).

A fraca adesão ao IPTp e aos MTIs aumenta o risco de paludismo entre as mulheres grávidas. Também resulta em maus resultados nos partos e no aumento dos custos dos serviços de saúde.

Nas zonas rurais do norte do Gana, existe uma taxa elevada de analfabetismo e de pobreza que pode estar relacionada com os factores sócio-demográficos, económicos e de atitude que influenciam a adesão inadequada ao IPTp resultante e a utilização de MTIs para a malária na gravidez e a saúde materna deficiente. Isto compromete os

ODM relativos à saúde materna.

1.3 JUSTIFICAÇÃO

Dados publicados recentemente na África Subsariana mostram que, embora 96% dos países inquiridos tivessem uma política de cobertura de MTI, a cobertura notificada de mulheres grávidas com MTI era de apenas 17%. (Dados administrativos do distrito de Gushegu indicam que 46,5% das mulheres grávidas registadas no ano de 2012 tomaram IPTp3.

O PNCM e o RBM estabeleceram como objetivo uma cobertura nacional de 80% para o IPTp2 e a redução do peso da malária em 75% até 2015. O Gana é signatário dos objectivos de desenvolvimento do milénio e, por conseguinte, está a trabalhar e a receber apoio para os atingir. A zona rural do norte do Gana é uma das mais pobres do país, com elevadas taxas de analfabetismo. As mulheres grávidas e os seus bebés são um grupo vulnerável nesta região do país e estão mais expostos à infeção pelo paludismo, à subnutrição e a outros factores de risco do que noutras regiões do país. O fardo da malária entre este grupo exige a prestação de uma prevenção rentável da malária às mulheres grávidas através do reforço dos cuidados pré-natais, da integração do controlo da malária noutros programas de saúde destinados às mulheres grávidas e aos bebés, de uma maior sensibilização da comunidade e de um investimento financeiro considerável. O prémio para alcançar este objetivo será uma gravidez mais segura e uma redução das mortes de bebés. A prevenção da malária durante a gravidez continua a ser um dos objectivos mais importantes e exequíveis dos programas de controlo da malária e dos objectivos de desenvolvimento do milénio 4 e 5, que consistem em reduzir a taxa de mortalidade de crianças com menos de cinco anos em dois terços e reduzir a taxa de mortalidade materna em três quartos, respetivamente, entre 1990 e 2015.

Estes objectivos podem ser alcançados através de uma maior cobertura no sentido do acesso universal e da utilização de intervenções preventivas. Nas zonas endémicas de malária, recomenda-se o tratamento intermitente com sulfadoxina-pirimetamina (SP) e MTI para a prevenção da malária na gravidez. Foram realizados estudos noutros países africanos, mas no Gana a literatura sobre o assunto é escassa. No entanto, é importante identificar e realçar as possíveis causas da fraca adesão aos métodos de prevenção da malária, especialmente entre as mulheres grávidas das zonas rurais do norte do Gana. Isto servirá de base a acções preventivas, corretivas e de remediação no planeamento e implementação de políticas para ajudar a atingir as metas estabelecidas pelo PNCM e pelos ODM.

1.4 QUADRO CONCEPTUAL

O quadro concetual é uma visão geral de alguns dos factores que contribuem para a utilização do TPI no distrito e da forma como estes factores influenciam a malária na gravidez, conduzindo à morbilidade materna, a mortes perinatais e a maus resultados no parto. Fornece um enquadramento no âmbito do qual este estudo foi efectuado.

Os factores sociodemográficos dos inquiridos fornecem as suas caraterísticas gerais, tais como idade, local de residência, estado civil, paridade, habilitações literárias e profissão. Os factores influenciam a atitude de procura de cuidados de saúde dos inquiridos e podem afetar a frequência de ANC, bem como a utilização de IPTp.

Com o acompanhamento e a supervisão adequados das actividades do IPTp pelo

DHMT, serão identificadas e resolvidas as deficiências de implementação a nível das unidades sanitárias, tais como a falta de stock de SP e a não adesão à política do IPTp por parte dos profissionais de saúde. A formação do pessoal em IPTp é relevante para melhorar os seus conhecimentos, influenciando assim a sua adesão e empenhamento na implementação da política.

Também é provável que a atitude do pessoal dos CPN em relação às suas utentes melhore. O conhecimento que será transmitido às utentes nos CPN através de palestras educativas melhorará o conhecimento das mulheres grávidas sobre o IPTp, a sua aceitação do programa pode ser grandemente melhorada e, assim, elas podem estar prontas a participar nele em seu benefício. A utilização do IPTp reduzirá o risco de malária na gravidez, o que, invariavelmente, influenciará a morbilidade materna, as mortes perinatais e os maus resultados do parto devido à malária na gravidez.

1.3 Quadro concetual

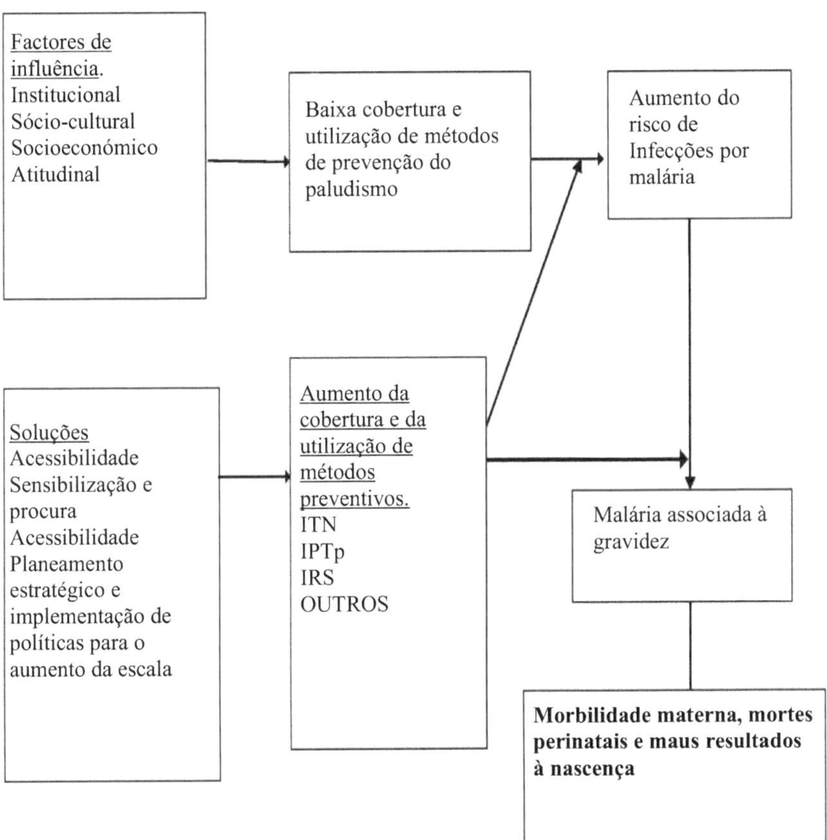

1.5 QUESTÕES DE INVESTIGAÇÃO

1. Qual é a associação entre as variáveis sociodemográficas e a utilização da IPTp-SP entre os inquiridos?

2. Os conhecimentos sobre a malária e o IPTp-SP estão associados à sua utilização entre os inquiridos?

3. Que factores das unidades de saúde influenciam a utilização do IPTp-SP?

4. Que antecedentes obstétricos influenciam a utilização da IPTp-SP?

1.6 OBJECTIVOS GERAIS

1. Determinar os factores que influenciam a utilização adequada da dose de IPTp-SP e dos MTI

1.7 OBJECTIVOS ESPECÍFICOS

1. Determinar a associação entre os antecedentes obstétricos/ANC e a adoção de doses de IPTp-SP.

2. Determinar a associação entre as caraterísticas sócio-demográficas e a utilização das doses de IPTp-SP

2. Determinar a associação entre os conhecimentos sobre a malária e o IPTp e a adoção de doses de IPTp-SP.

3. Avaliar a associação entre as experiências de utilização do IPTp-SP numa gravidez recente e a sua adoção

4. Avaliar a influência dos factores do estabelecimento de saúde e do pessoal dos CPN na aceitação do IPTp-
SP e MTI

5. PERFIL DA ZONA DE ESTUDO

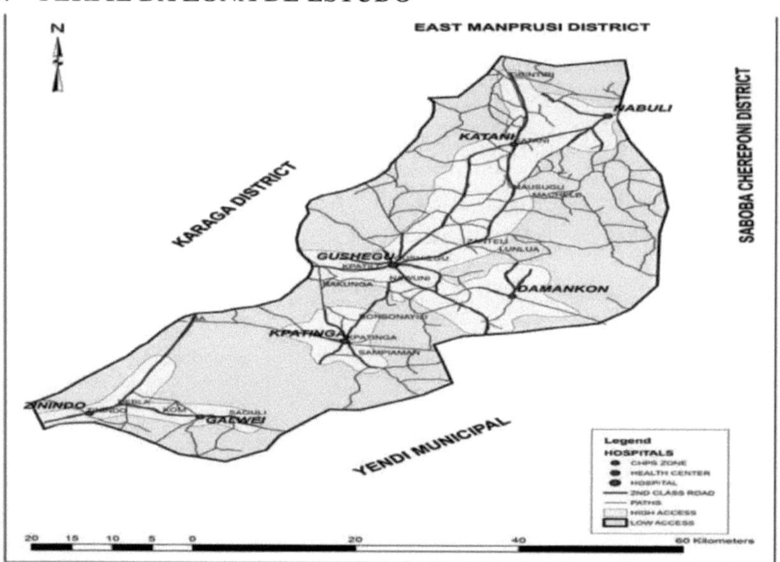

FIGURA 1.2 MAPA DO DISTRITO DE GUSHEGU

1.8.1 Informações gerais sobre o distrito

1.8.1.1 Contexto político

O distrito de Gushegu está localizado no corredor nordeste da Região Norte. O distrito foi desmembrado do então distrito de Gushegu/Karaga em 2004. Foi criado pelo

Instrumento Legislativo (IL) 1783.

A Assembleia Distrital de Gushegu tem trinta e seis (36) membros; vinte e cinco (25) dos quais são eleitos e onze (11) são nomeados pelo governo. O distrito tem oito (8) Conselhos de Área; nomeadamente, os Conselhos de Área de Gushegu, Kpatinga, Nabuli, Bogu, Kpugi, Galwei, Nawuhigu e Zanteli com vinte e cinco (25) Comités de Unidade e vinte e cinco (25) Zonas Eleitorais.

1.8.1.2 Localização e dimensão

A área total do distrito é de aproximadamente 5.796 km2. O distrito tem 395 comunidades. Faz fronteira com cinco outros distritos da região, nomeadamente os distritos de Savelugu/Nanton e Karaga a oeste, Saboba e Chereponi a leste, East Mamprusi a norte e Yendi a sul. A capital do distrito está situada em Gushegu, que fica a cerca de 114 km da capital da Região Norte, Tamale.

1.8.1.3 Alívio e drenagem

A topografia do terreno é geralmente ondulada com elevações que variam entre 140 m no fundo dos vales e 180 m nos planaltos mais elevados. Sendo maioritariamente uma bacia hidrográfica de rios principais, o distrito é dotado de muitos vales pequenos. Os vales maiores só podem ser encontrados na periferia do distrito, onde os pequenos cursos de água se fundem em grandes. Estes grandes vales podem ser encontrados nas áreas de Gaa, Katani, Sampemo e Sampegbiga. O tamanho de todos os vales no distrito é estimado em 22.000 acres. Não existem rios importantes no distrito, mas afluentes e subafluentes dos rios Nasia, Daka, Nabogu e Oti atravessam o distrito. O rio principal, Nasia, e os outros cursos de água podem ser descritos como intermitentes.

O Nasia apenas reduz o seu volume durante a longa estação seca, enquanto todos os outros cursos de água secam completamente. Na estação das chuvas, porém, todos os cursos de água aumentam de volume e inundam as terras circundantes imediatas, isolando assim a maior parte das comunidades durante esse período. A maior parte das estradas também se torna intransitável.

1.8.1.4 Clima

O distrito de Gushegu é coberto por um clima tropical que é marcado pela alternância de estações secas e chuvosas. A estação seca decorre entre novembro e março e caracteriza-se pela predominância de ventos de nordeste, sob a forma de harmattan, que são quentes e secos. Distrito de Gushegu - devido à sua posição periférica na região nordeste, tem um clima tropical típico da região norte. A estação chuvosa única, influenciada pelos ventos do Sudeste, dura

de maio a outubro (as precipitações variam entre 900 e 1.000 mm); registam-se precipitações muito fortes em julho e agosto.

As temperaturas são elevadas durante todo o ano, com uma máxima de 36°C registada principalmente em março e abril. As temperaturas mais baixas registam-se entre novembro e fevereiro (período do harmatão). De facto, as temperaturas são, em geral, muito elevadas ao longo de todo o ano, por vezes próximas dos 40oC entre março e abril; mas as temperaturas mais baixas são registadas entre novembro e fevereiro.

1.8.1.5 População

De acordo com os resultados do Recenseamento da População e da Habitação (PHC, 2010) divulgados pelo Serviço de Estatística do Gana, Gushegu, o distrito tem 112 826 habitantes distribuídos pelas 395 comunidades. A distribuição por sexo da população é composta por 55 285 homens, representando 49%, e 57 541 mulheres, também representando 51%. A população é predominantemente da etnia Dagombas. Outros grupos étnicos incluem Fulanis e Konkombas. A malária é hiper-endémica na zona, com transmissão perene.

1.8.1.6 Ocupação

A principal atividade económica da população é a agricultura. O milho, o inhame, o feijão e o arroz são as principais culturas. As ocupações da maioria das mulheres nas comunidades são o pequeno comércio e o envolvimento em indústrias locais, como a manteiga de karité e o fabrico de piteiras de sal.

1.8.1.7 Solo e vegetação

O distrito encontra-se inteiramente dentro da bacia de arenito Voltaian dominada por arenitos, xistos, siltitos e calcário menor. A extremidade norte do distrito é subjacente ao Voltaico inferior, que consiste em rochas, dominadas por xistos e arenitos. Os solos são principalmente ochrosols de savana, laterita de água subterrânea formada sobre granito e xistos Voltaianos. O distrito de Gushegu situa-se na zona da savana da Guiné, caracterizada por árvores baixas e gramíneas intercaladas com árvores resistentes à seca, como o carité e a dawadawa.

1.8.1.8 Cultura / Festival

Culturalmente, a região é influenciada pelo Islão e a herança é patrilinear. As festas mais importantes que celebram são a Damba, o Bugum (festa do fogo) e o Eid. As comunidades do distrito têm subchefes que devem a sua lealdade ao chefe de Gushegu (Gushie-Naa), que também deve a sua lealdade ao chefe supremo de Dagbon (Yaa-Naa) em Yendi.

1.8.1.9 Grupos religiosos

A maioria dos habitantes é muçulmana. Os poucos cristãos existentes no distrito não são maioritariamente indígenas. A religião tradicional também é praticada entre as pessoas. O uso da medicina tradicional é comum.

1.8.1.10 Educação

O distrito tem atualmente uma escola secundária sénior que serve todo o distrito, seis escolas secundárias juniores localizadas espacialmente no distrito e setenta e uma (71) escolas primárias. Há 11571 alunos e população estudantil no distrito.

Em geral, existem 359 professores no distrito, dos quais apenas 42,6% são formados. A disparidade entre os géneros é ainda maior, pois apenas 7 dos formados são mulheres. Superficialmente, o rácio professor/aluno no distrito parece ser bom, sendo de 1:32 contra a média nacional de 1:33.

1.8.1.11 Sistema de saúde

1.8.1.11.1 Instalações/prestadores de serviços

O Hospital Distrital de Gushegu é a unidade de saúde de nível mais elevado no distrito.

Este centro é apoiado pelos centros de saúde de Kpatinga e Nabuli. O Hospital Universitário de Tamale serve de centro de referência para os problemas de saúde que estas instalações não conseguem tratar. A frequência de consultas médicas aumentou devido à instituição do seguro nacional de saúde, que arrancou em 2002. Outras pessoas que também contribuem para a prestação de serviços de saúde à população são Parteiras tradicionais, trabalhadores de saúde das aldeias e voluntários.

A tabela resume a localização e a população servida por cada centro. A tabela abaixo mostra o número de clientes pré-natais registadas nos vários centros de prestação de serviços no distrito de Gushegu.

Tabela 1.1: Localização, tipo e população servida por unidade de saúde

NÃO.	Tipo de instalação	Total	Localização	Pop. Servido	Observações
1	DISTRITO HOSPITAL	1	Gushegu	107,469	Funcional
2	CENTRO DE SAÚDE	2	Kpatinga Nabuli	19,343 21,492	Funcional funcional
3	REPRODUTIVO E CRIANÇA CENTRO DE SAÚDE	1	Gushegu	29,104	Funcional
4	ZONA CHPS	5	Galwei	12,895	Funcional
			Zinindo	6,447	funcional
			Zamashegu	6,253	funcional
			Katani	15,044	funcional
			Damankung	3,224	funcional
TOTAL		9			

Fonte: GHS Gushegu 2012

Tabela 1.2: Atendimento de ANC no registo dos sub-distritos no distrito de Gushegu, 2012.

PCH Gushiegu	2176	(40%)

Katani	937	(17%)
Kpatinga	916	(16%)
Galwei	401	(7%)
Nabuli	400	(7%)
Damankung	332	(6%)
Janela	255	(5%)
Zamashegu	92	(2%)
Total	5509	(100%)

Fonte: RCH, subdistrito de Gushegu 2012

1.9 SAÚDE REPRODUTIVA/ SERVIÇO DE CUIDADOS INFANTIS

Das 9 unidades de saúde do distrito, 5 prestam serviços especializados de saúde reprodutiva aos utentes. No âmbito da maternidade segura, a assistência pós-natal e pré-natal nas clínicas tem vindo a melhorar ao longo dos anos. No ano de 2009, 100% (4862 inscritos) dos cuidados pré-natais foram alcançados, de um objetivo de 100% das mães. Foi registada uma média de 3 visitas de mulheres grávidas durante o período. A frequência dos cuidados pós-natais não tem sido consistente. Em termos de partos supervisionados, a cobertura foi de 19,3% em 2010 e de 29% em 2011, o que revela uma melhoria.

As parteiras tradicionais formadas contribuíram com 17% dos partos supervisionados. (Relatório anual, GDHD, 2012)

1.10 ÂMBITO DO ESTUDO

O estudo abrangeu a capital do distrito (Gushegu). Envolveu a Unidade de Cuidados de Saúde Reprodutiva e Infantil onde se realiza a clínica pré-natal (ANC) no distrito.

 Os métodos de recolha de dados incluíram entrevistas a mães lactantes e ao pessoal dos CPN e centraram-se principalmente no número de doses de SP que os inquiridos tinham recebido durante a gravidez, nos seus dados sociodemográficos, no nível de conhecimentos dos inquiridos sobre o IPTp, na sua idade gestacional na primeira marcação de CPN e nas limitações à implementação do programa IPTp.

1.11 ORGANIZAÇÃO DO RELATÓRIO

O primeiro capítulo apresenta os antecedentes do estudo, o enunciado do problema, os objectivos e as questões de investigação, a justificação do estudo, bem como o perfil da área de estudo.

O segundo capítulo apresenta uma revisão da literatura relacionada com as políticas e objectivos da prevenção da malária na gravidez. Foi analisada a literatura sobre factores selecionados que influenciam a adesão ao IPTp de acordo com os objectivos do estudo.

O capítulo três apresenta uma descrição do tipo de estudo e da população, bem como o protocolo que o estudo seguiu. O capítulo quatro apresenta os resultados, o capítulo cinco as discussões e o capítulo seis as conclusões e recomendações do estudo.

CAPÍTULO 2
REVISÃO DA LITERATURA

2.1 INTRODUÇÃO

A literatura relevante para o tema é analisada neste capítulo com base nos tópicos abaixo indicados:

1. Políticas, estratégias e objectivos da prevenção da malária na gravidez
2. Cobertura de IPTp e MTIs
3. Factores que influenciam a adoção do IPTp e a utilização dos MTI

2.2 POLÍTICAS, ESTRATÉGIAS E OBJECTIVOS DE PREVENÇÃO NA GRAVIDEZ

2.2.1 Objetivo final da luta contra a malária a nível mundial

A realização dos Objectivos de Desenvolvimento do Milénio (ODM) relacionados com a malária até 2015 é a visão da parceria Fazer Recuar a Malária (RBM). A prevenção da malária na gravidez, que pode ter consequências graves tanto para a mãe como para o feto, é um desafio importante para a saúde pública e uma prioridade para a parceria Fazer Recuar a Malária. *(Paola M. et al., 2004).*

Desde 2000, a Organização Mundial de Saúde tem recomendado um pacote de intervenções;

1. A promoção de mosquiteiros tratados com inseticida (MTI)
2. Tratamento preventivo intermitente na gravidez (IPTp)
3. Gestão eficaz dos casos de malária.

O Tratamento Preventivo Intermitente na gravidez com Sulfadoxina Pirimetano (IPTP-SP) foi adotado como política por muitos países da África Subsariana. Para além dos MTI, a intervenção mais preferida é a utilização do Tratamento Preventivo Intermitente (TPI) *(Department of International Development (2011). Malária: Perfis de países. Versão 1.1).*

O IPTp consiste na administração de uma dose única curativa de um medicamento antimalárico eficaz pelo menos duas vezes durante a gravidez - independentemente de a mulher estar ou não infetada. O medicamento é administrado sob supervisão durante as consultas de cuidados pré-natais. Embora a SP-IPTp pareça ser uma estratégia adequada, há muitas questões ainda a explorar para a otimizar. (Valerie B. et al., 2007).

2.2.2 Objectivos mundiais para o controlo do paludismo

Desde 1998, quando a Parceria RBM foi criada, o principal objetivo era reduzir a mortalidade em 50% até 2010. Existem três estratégias baseadas em provas (TPI, MTI e gestão eficaz dos casos) para o controlo da malária na gravidez, mas a implementação generalizada de programas eficazes continua a ser um desafio considerável.

Muitas mulheres na África, especialmente as que vivem em zonas remotas, têm acesso limitado a cuidados médicos e a instrumentos eficazes de controlo da malária, como os MTI.

Um mosquiteiro tratado com inseticida (MTI) é um mosquiteiro (geralmente um mosquiteiro de cama), concebido para bloquear fisicamente os mosquitos, que foi tratado com um inseticida residual seguro para matar e repelir os mosquitos transmissores da malária. (Bleakley et al., 2010). Um mosquiteiro tratado com inseticida de longa duração (REMILD) é um MTI concebido para se manter eficaz durante vários anos sem necessidade de novo tratamento. (Cohen et al., 2007) Os mosquiteiros tratados com inseticida de longa duração (MTI) são a ferramenta de luta contra a malária mais poderosa que foi desenvolvida desde o advento da pulverização residual interna (PRI) e da cloroquina na década de 1940 e, como tal, têm sido uma componente importante das políticas mundiais e nacionais de luta contra a malária desde meados da década de 1990.

Em abril de 2000, os chefes de Estados africanos, no âmbito da Cimeira Africana para Fazer Recuar o Paludismo, comprometeram-se a fazer um esforço intensivo para reduzir para metade a mortalidade por paludismo da população africana até 2010 (RBM/OMS, 2000). Em 2005, a WHA decidiu assegurar uma redução do fardo do paludismo de pelo menos 50% até 2010 e de 75% até 2015 (Resolução WHA 58.2,23 OMS, 2005).

Em 2005, foi publicado o plano estratégico global da iniciativa RBM para 2005-2015. O ano de 2005 foi adotado pela OMS e pela iniciativa FRP como a base de referência para avaliar se a morbilidade e a mortalidade são reduzidas em 75% até 2015. Os objectivos de cobertura com medidas preventivas contra a malária foram fixados inicialmente em 60% de todas as populações em risco até 2005 (RBM/OMS, 2000). Em 2005, uma revisão levou a WHA a aumentar esses objectivos de cobertura para 80% até 2010 (Resolução WHA 58.2, OMS 2005).

Até 2010, especialmente nos dois quintis económicos mais baixos, deverá ser alcançado o seguinte

1. 80% da população em risco de contrair a malária deve receber proteção através de métodos adequados de controlo dos vectores, incluindo MTI e, se for caso disso, pulverização residual intradomiciliária (PRI), bem como medidas ambientais e biológicas;

2. 80% dos doentes com malária devem ser diagnosticados e tratados com medicamentos antimaláricos eficazes, como a terapia combinada à base de artemisinina (ACT), no prazo de um dia após o início da doença e, por último, mas não menos importante.

3. 80% das mulheres grávidas em zonas de risco de malária devem receber TPI e outras medidas preventivas relevantes.

A prevenção rentável da malária para as mulheres grávidas exigirá o reforço dos cuidados pré-natais, a integração do controlo da malária com outros programas de saúde destinados a mulheres grávidas e bebés, uma maior sensibilização da comunidade e um investimento financeiro considerável. O prémio para alcançar este objetivo será uma gravidez mais segura e uma redução das mortes de bebés. A prevenção da malária durante a gravidez continua a ser um dos objectivos mais importantes e realizáveis dos programas de controlo da malária. A utilização de IPTp e de MTI provou ser benéfica para reduzir o fardo da malária durante a gravidez.

2.2.3 Política de medicamentos para o controlo da malária no Gana

Todos os países onde a malária é endémica devem ter em vigor uma política de medicamentos para a doença. Esta política garantirá que a população em risco tenha acesso a medicamentos seguros, de qualidade e a preços acessíveis. A política é necessária para garantir que, em primeiro lugar, existe um tratamento rápido e eficaz para os casos de malária; em segundo lugar, as mortes são reduzidas ao interromper a progressão da malária sem complicações para a malária grave; em terceiro lugar, os episódios clínicos de malária são encurtados e a anemia devida à malária é reduzida nas pessoas que vivem em zonas de elevada transmissão; em quarto lugar, o peso da infeção por malária durante a gravidez é minimizado e, por último, mas não menos importante, o desenvolvimento e a propagação da resistência aos medicamentos antipalúdicos são retardados (Relatório Mundial sobre a Malária, 2008).

O peso da infeção por malária durante a gravidez pode ser reduzido através da utilização de tratamento profilático. A profilaxia é relevante devido ao facto de a malária na gravidez em áreas de transmissão estável poder ser assintomática, de a implementação de regimes de diagnóstico e tratamento durante os serviços pré-natais às utentes ser geralmente difícil e também porque os parasitas da malária nos órgãos periféricos podem estar ausentes nas mulheres grávidas, mesmo quando estas têm placentas altamente parasitadas.

Numa publicação de 2007 intitulada "From Evidence to Action, Challenges to Policy Change and Program Delivery for Malaria in Pregnancy", de *Crawley J et al.*, foram discutidos os factores que influenciam o sucesso da tradução das estratégias de prevenção e tratamento da malária na gravidez em políticas nacionais e na implementação de programas, tendo sido feitas as seguintes recomendações

1. Os países necessitam de orientações sobre a forma de avaliar a eficácia da (IPTp)

2. Ao mesmo tempo, são urgentemente necessários dados sobre a segurança e a eficácia de alternativas à sulfadoxina-pirimetamina para a prevenção e o tratamento.

3. A análise sistemática dos condicionalismos culturais e operacionais à aplicação e aceitação do IPTp-SP é relevante para a revisão da abordagem a uma cobertura alargada.

4. Deve ser utilizada uma metodologia normalizada para monitorizar a cobertura da IPTp e comparar abordagens para o seu aumento.

O PNCM do Gana e a Unidade de SIR, com o apoio de parceiros, desenvolveram diretrizes ou estratégias para a implementação do IPTp-SP com base nas recomendações da OMS.

O objetivo geral da estratégia é reduzir a morbilidade e a mortalidade materna e perinatal relacionadas com a malária.

Os objectivos específicos incluem:

1. Reduzir os episódios de malária entre as mulheres grávidas que frequentam os CPN.

2. Contribuir para a redução da anemia materna entre as mulheres grávidas que frequentam os CPN.

3. Contribuir para a redução do baixo peso à nascença entre as mulheres grávidas que frequentam os CPN.

Mais de 90% das mulheres grávidas do Gana frequentam os CPN pelo menos uma vez durante a gravidez, o que torna viável esta prevenção baseada na clínica (NMCP, 2007).

Os componentes da estratégia incluem:

1. Aumentar os conhecimentos sobre as estratégias integradas de controlo e prevenção da malária a todos os níveis.

2. Trabalhar no sentido de capacitar todos os estabelecimentos de saúde e o pessoal para fornecer IPT utilizando SP de acordo com as diretrizes nacionais

3. Avaliar regularmente a eficácia dos medicamentos utilizados no IPTp
4. Avaliar e monitorizar regularmente a eficácia do IPTp, incluindo os seus efeitos secundários.
5. A integração do IPT com o seguinte pacote de intervenções no âmbito do Programa de Maternidade Segura inclui: suplementação de ferro e folato, desparasitação, gestão de casos e utilização de MTI.

De acordo com a política revista de medicamentos contra a malária do Gana (junho de 2007);

1. A intervenção mais preferida para prevenir o paludismo na gravidez, depois dos MTI, é a utilização de TPI, que se baseia na utilização de medicamentos antipalúdicos administrados às mulheres grávidas em doses de tratamento definidas, a intervalos determinados, após o parto (16 semanas de gestação), de modo a reduzir a parasitemia do paludismo e melhorar os resultados da gravidez.

2. O IPT é preferencialmente fornecido como parte de um pacote pré-natal abrangente com outros hematénicos e anti-helmínticos.

3. O medicamento é administrado sob a supervisão de profissionais de saúde qualificados - "Terapia diretamente observada".

4. As mulheres grávidas devem ter acesso a MTI e usá-los durante toda a gravidez como um método adicional de prevenção da malária.

5. Sulfadoxina-Pirimetamina (Sulfadoxina 500mg + Pirimetamina 25mg) O Serviço de Saúde do Gana (GHS) recomenda que seja administrado um mínimo de três doses de SP durante a gravidez, pelo menos, a intervalos mensais.

Os recursos humanos, técnicos e financeiros inadequados são desafios identificados pelo PNCM como estando a afetar a plena implementação do IPTp. Os relatórios indicam que a baixa adesão ao IPT2 e ao IPT3 se deve à inexatidão dos relatórios das unidades de saúde a nível distrital e às atitudes negativas do pessoal dos CPN em relação às utentes que se apresentam tardiamente para os cuidados pré-natais.

Foi formulado um novo plano para reduzir o fardo do paludismo no Gana devido à alteração dos contextos de implementação (por exemplo, a crescente proeminência dos ACT, da IRS e da Estratégia de Redução da Pobreza revista do Gana). A Estratégia procura reduzir o fardo do paludismo (morbilidade e mortalidade) em 75% até 2015 (utilizando 2006 como base de referência). O principal objetivo no que diz respeito ao IPTp é que *todas as* mulheres grávidas estejam a fazer o IPT adequado (recebam pelo menos duas doses ou mais de SP sob DOT) até 2015 (Plano Estratégico Nacional do Gana para a Malária 2008-2015),

junho de 2008).

2.2.4 Provas da eficácia do TPI e dos MTI na redução do peso do paludismo

A utilização de IPTp e ITNs provou ser benéfica para a redução do fardo do paludismo nas gravidezes. Estudos de investigação revelaram os benefícios comparativos dos métodos preventivos em relação à não utilização dos mesmos.

Lena H. et al., 2007, registaram um declínio da malária placentária no sul do Gana após a implementação do tratamento preventivo intermitente na gravidez. Os parâmetros clínicos e parasitológicos foram avaliados em 839 mulheres que deram à luz num hospital distrital na zona rural do sul do Gana no ano 2000, quando a quimioprofilaxia com pirimetamina foi recomendada, e em 2006, 226 mulheres foram avaliadas, aproximadamente um ano após a implementação do IPTp-SP. Os exames foram efectuados de forma idêntica em 2000 e 2006, incluindo a deteção da infeção placentária por Plasmodium falciparum por microscopia, proteína 2 rica em histidina e PCR.

O estudo concluiu que a malária placentária e a anemia materna diminuíram substancialmente e o peso à nascença aumentou no sul do Gana após a implementação do IPTp-SP. É provável que estes efeitos possam ainda ser aumentados através da melhoria da cobertura e da adesão ao IPTp-SP. No entanto, a prevalência remanescente de infeção em mulheres que tomaram três doses de IPTp-SP sugere que são necessárias medidas antimaláricas adicionais para prevenir a malária na gravidez na região.

Carol G et al., 2007, realizaram uma revisão sistemática de ensaios de controlo aleatórios. Três ensaios aleatorizados por grupos e dois ensaios aleatorizados individualmente cumpriram os critérios de inclusão; quatro de África e um da Tailândia. Em África, os MTI em comparação com a ausência de mosquiteiros aumentaram significativamente o peso médio à nascença em 55 g, reduziram o baixo peso à nascença em 23% e reduziram os abortos espontâneos/partos em 33% nas primeiras gravidezes. A parasitemia placentária foi reduzida em 23% em todas as gravidezes. Os efeitos foram evidentes nos ensaios aleatorizados por grupos e no ensaio aleatorizado individualmente em África. O ensaio na Tailândia, que aleatorizou indivíduos para MTIs ou redes não tratadas, mostrou reduções na anemia e perda fetal em todas as gravidezes, mas não reduções na malária clínica ou baixo peso à nascença. O estudo concluiu que os mosquiteiros tratados com inseticida utilizados durante toda a gravidez ou a partir do meio da gravidez têm um impacto benéfico no resultado da gravidez em África onde a malária é endémica nas primeiras gravidezes.

Estes e outros resultados de investigação provaram a relevância e a eficácia do IPTP e do ITNS na prevenção da malária na gravidez e das complicações associadas. Um estudo efectuado por *Nganda RY et al., 2004,* mostrou que, quando ambas as intervenções foram utilizadas, a anemia grave pós-parto foi reduzida em 69%.

Em África, foram feitos progressos importantes na última década com a introdução de uma estratégia preventiva do paludismo na gravidez, mas a sua cobertura continua a ser inaceitavelmente baixa e o paludismo continua a ter um enorme impacto nas mulheres grávidas e nos seus recém-nascidos. *(*Menendez C. et al, 2007).

2.3 COBERTURA DE MEDICAMENTOS

Um Inquérito de Indicadores Múltiplos por Grupos (MICS) realizado no Gana em 2006 revelou que a utilização de qualquer medicamento para prevenir a malária durante a gravidez era de 66,9%. No entanto, apenas 27,5% das mulheres grávidas tinham tomado duas ou mais doses de SP ao nível do agregado familiar. Um inquérito realizado em 2008 nos estabelecimentos de saúde revelou que 62% das mulheres grávidas que visitaram os estabelecimentos de saúde no Gana tinham recebido IPTp1, 38,1% IPTp2 e 36,3% IPTp3 (Plano Estratégico Nacional do Gana para a Malária 2008-2015 - Projeto, junho de 2008).

A elevada frequência de consultas pré-natais (ANC) não é, por si só, suficiente para garantir uma cobertura elevada de IPTp (Hill e Kazembe, 2006). Um estudo efectuado no distrito de Luwero, na zona rural do Uganda, revelou que 94,4% das mulheres pós-parto frequentaram os CPN durante a gravidez mais recente, mas apenas 71,7%

tomaram pelo menos uma dose de SP. 35,8% receberam duas ou mais doses (Mpungu e Mufubenga, 2007).

No Gana, a utilização da primeira dose de IPT (IPT1) é de aproximadamente 60%, mas a taxa de IPT2 e IPT3 é significativamente mais baixa. O PNCM do Gana fez da melhoria da cobertura do IPTp2 e do IPTp3 uma prioridade (PMI, 2007).

Um estudo efectuado por Brentlinger et al (2008) em Moçambique indicou que 92,5% das mulheres entrevistadas receberam pelo menos uma dose de SP. 22,1% receberam 1 dose, 30,4% receberam 2 doses e 43,6% receberam 3 doses. No Malawi rural, um estudo registou que 75,7% receberam uma dose e 43,7% receberam duas ou mais doses (Holtz et al, 2004).

Em 2002, P. O. Ouma1 et al realizaram um inquérito junto de mulheres que tinham dado à luz recentemente nas zonas rurais vizinhas de Asembo e Gem, no Quénia, e registaram uma cobertura de 19% de pelo menos uma dose e 7% de duas ou mais doses de SP.

2.4 FACTORES INFLUENCIADORES DA ADOÇÃO DE IPTp E DA UTILIZAÇÃO DE ITNs

2.4.1 Factores sócio-demográficos das mulheres grávidas

Os factores que influenciam a atitude geral e as acções dos participantes no estudo em relação a um problema detectado são os factores sociodemográficos. Neste estudo, foram considerados a idade, a gravidez, a paridade, o estado civil, o nível de escolaridade e a profissão. As experiências e as lições aprendidas pelas mulheres que já tiveram gravidezes e partos anteriores podem influenciar os seus comportamentos de procura de cuidados de saúde. O nível de escolaridade das mulheres também contribui para o seu nível de conhecimentos e pode influenciar positivamente a sua atitude em relação à procura de cuidados de saúde.

Nganda RY et al., 2004, realizaram um estudo que explorou os factores determinantes da aceitação dos MTI e do IPTp-SP pelas mulheres grávidas e o papel que os conhecimentos individuais e o estatuto socioeconómico desempenham em cada um deles.

Foram estudadas 293 mulheres num inquérito transversal no Hospital Distrital de Kibaha, na Tanzânia. Num modelo de regressão logística, verificou-se que a participação em sessões de educação para a saúde era o único fator que previa a utilização de IPTp-SP (OR 1,8, 95% CI 1,1-2,9), enquanto que um elevado conhecimento da malária previa a utilização de MTI (OR 2,3, 95% CI 1,1-4,9).

Concluiu-se que o conhecimento individual sobre a malária foi um fator importante para a utilização de MTI, mas não para a utilização do IPTp-SP. Quando ambas as intervenções foram utilizadas, a anemia grave pós-parto foi reduzida em 69%.Os factores das caraterísticas sociodemográficas e dos antecedentes obstétricos não foram avaliados quanto às suas associações com as variáveis dependentes. A associação entre a utilização de MTI e a utilização de IPTp-SP também não foi avaliada neste estudo.

Uma investigação sobre Percepções sobre a utilização de sulfadoxina-pirimetamina na gravidez e as implicações políticas para o controlo da malária no Uganda, realizada por *Mbonye AK et al., 2006,* utilizou um estudo exploratório para avaliar as percepções sobre a SP no distrito de Mukono, no Uganda. Este foi um passo inicial para uma revisão da política destinada a melhorar o acesso e a utilização da SP na gravidez, que era baixa. Os resultados do estudo mostraram que a SP é considerada um medicamento eficaz que cura a malária rapidamente. No entanto, existem percepções negativas relacionadas com a sua utilização na gravidez, a SP também foi considerada um medicamento eficaz para a malária. No entanto, existem percepções negativas relacionadas com a sua utilização durante a gravidez. Pensa-se que a SP é forte e enfraquece as mulheres grávidas, provoca abortos e anomalias fetais. Existe também a perceção de que recorrer primeiro à SP para o tratamento da malária pode levar ao desenvolvimento de resistência aos medicamentos. No entanto, o estudo não indica a associação entre os níveis de educação dos inquiridos e as percepções negativas da SP. As implicações políticas destas conclusões incluem o desenvolvimento de um pacote de promoção da saúde para desmistificar as ideias erradas sobre a força da SP, para explicar os seus benefícios e efeitos secundários.

Um estudo efectuado por Mbungu et al, 2007, no distrito de Luwero, Uganda, mostrou que a falta de educação pós-primária estava associada à não utilização de pelo menos uma dose de IPTp-SP [Odds Ratio 2,2, 95%CI (1,4-3,3)]. Uma investigação queniana também mostrou que a utilização do IPTp-SP aumentava com níveis mais elevados de educação formal (Eijla et al, 2002).

Um estudo realizado na Tanzânia por Marchant et al, 2008, não mostrou qualquer evidência de que quaisquer factores individuais estivessem associados à cobertura da segunda dose, para além de se viver numa zona urbana. A idade, o estado civil, o nível de escolaridade da mulher e o estatuto socioeconómico do agregado familiar não foram todos associados à cobertura da segunda dose de SP.

Um estudo realizado no distrito de Bosomtwi por Gifty D.Antwi em 2010 mostrou que nenhuma das variáveis sociodemográficas foi considerada preditiva do número de doses de SP recebidas pelas mães lactantes (p>0,05). Verificou-se que a idade estava significativamente associada ao número de doses de SP recebidas pelas mulheres grávidas (p=0,05) na análise univariada, mas não era preditiva quando outros factores sociodemográficos eram ajustados na análise multivariada.

2.4.2 História Obstétrica

Num estudo efectuado por Olliaro et al, 2008, nas zonas rurais do Senegal, a semana média de gravidez em que ocorreu a primeira consulta pré-natal foi de 20 semanas (quartis 16-24, n = 394), tendo 95% recebido pelo menos uma dose e 70% duas doses de SP. A política do IPTp no Gana indica que o IPT deve ser administrado às mulheres grávidas apenas após as 16 semanas e não após as 36 semanas de gestação. O calendário do IPTp está associado ao início das consultas de ANC entre as mulheres grávidas.

O aumento da frequência precoce dos CPN através da educação das utentes e do pessoal pode levar ao aumento da proporção de mulheres que recebem pelo menos duas doses de TPI com SP (van Eijk et al, 2004). As inquiridas primigestas têm mais probabilidades do que as mulheres multigestas de comparecer precocemente nos CPN (Anders et al, 2008). As mulheres que estão grávidas pela primeira vez podem ficar ansiosas com as mudanças fisiológicas súbitas que podem sofrer devido ao desenvolvimento do feto e vão ao hospital mais cedo do que as que já tiveram essa experiência antes. Um estudo realizado em Kisumu, no Quénia, por van Eijk et al, 2004, mostrou que 45% das mulheres começaram a frequentar os CPN no terceiro trimestre e que 23,7%, 43,4% e 32,9% receberam >2, 1 ou nenhuma dose de SP, respetivamente. Verificou-se que a frequência tardia do primeiro ANC contribuía para uma IPTp incompleta.

De acordo com o estudo realizado no distrito de Bosomtwi, no Gana, por Gifty D. Antwi, em 2009, a paridade revelou-se um fator de previsão do número de doses de SP recebidas após o ajustamento para outras variáveis na análise multivariada (p=0,01). Curiosamente, a gestação no primeiro ANC não foi considerada um fator de previsão da receção de duas ou mais doses de SP em ambas as categorias de inquiridos, quer independentemente quer após o ajustamento para os outros factores sócio-demográficos (p>0,05).

2.4.3 Nível de conhecimento das mulheres grávidas sobre o IPTp e os MTI

Se as mulheres grávidas forem informadas sobre o IPTp e o seu nível de conhecimentos aumentar, isso influenciá-las-á a frequentar regularmente os CPN e a receber SP. A melhor e mais prática fonte deste conhecimento é o ANC, onde os profissionais de saúde as devem educar.

Nganda RY et al., 2004, realizaram um estudo que explora os factores determinantes da aceitação dos MTI e do IPTp-SP pelas mulheres grávidas e o papel que os conhecimentos individuais e o estatuto socioeconómico desempenham em cada um deles.

Um total de 293 mulheres foram estudadas num inquérito transversal no Hospital Distrital de Kibaha, na Tanzânia. Num modelo de regressão logística, verificou-se que a participação em sessões de educação para a saúde era o único fator que previa a utilização do IPTp-SP (OR 1,8, 95% CI 1,1-2,9), enquanto que um elevado conhecimento da malária previa a utilização de MTI (OR 2,3, 95% CI 1,1-4,9). Concluiu-se que o conhecimento individual sobre a malária era um fator importante para a utilização de MTI, mas não para a utilização de IPTp-SP.

Verificou-se que a participação nas sessões de educação para a saúde na clínica de saúde materna era o único fator determinante para a utilização do IPTp-SP. Isto sublinha o facto de que é muito importante intensificar as sessões de educação para a saúde nas clínicas para as mulheres grávidas e encorajar as mulheres grávidas a participarem nessas sessões.

Na África Oriental, 90,1% das mulheres entrevistadas sabiam que a SP era o medicamento para o TPI e 77,2% tinham a perceção de que o TPI com SP trazia benefícios para a saúde; no entanto, 70,0% não sabiam qual era o momento certo para o TPI. Isto resulta numa administração incompleta de SP (Tarimo, 2007). O conhecimento da altura certa para o TPIp influencia o comparecimento das mulheres grávidas aos CPN para receberem SP.

Num estudo realizado em Kampala, no Uganda, apenas 21% das grávidas entrevistadas foram informadas sobre os medicamentos para a prevenção da malária, 31,5% tinham conhecimentos sobre os medicamentos recomendados para a prevenção da malária na gravidez e apenas 4,5% conheciam as doses recomendadas de SP a tomar. Mais de 95% das mulheres grávidas referiram que não lhes foi dada qualquer educação sobre saúde nos CPN relativamente ao TPI. Verificou-se que a cobertura do IPT1 e do IPT2 em 2008 era de 61% e 31,5%, respetivamente (Nankwanga e Gorette, 2008).

2.4.4 Prática de DOT para IPTp

A observação direta pelos profissionais de saúde é uma forma de garantir que a grávida toma a SP. Permite registar e controlar o número de doses e o momento da administração da SP. Na Tanzânia, um estudo realizado por Tarimo em 2007 mostrou que cerca de um terço (40,0%) das pessoas que receberam SP no ANC não engoliram os comprimidos na clínica devido a estômagos vazios e à partilha de copos de água.

Um estudo efectuado por Mubyazi et al em 2005 mostrou que apenas 34,4% das mulheres grávidas estudadas tomaram SP sob a supervisão de um profissional de saúde. Algumas mulheres grávidas testemunharam que, por vezes, o pessoal dos CPN lhes permitia engolir comprimidos de SP em casa. O pessoal dos CPN pode não aderir ao TDO se não estiver empenhado. A OMS recomenda que a medição do TPI se baseie no número de doses de SP tomadas pelas mulheres grávidas que são diretamente observadas pelo pessoal dos CPN.

2.4.5 Factores baseados nas instalações que influenciam a implementação da IPTp

2.4.5.1 Disponibilidade de SP e água limpa e segura para DOT

Um inquérito realizado em 2008 no Gana revelou que a IPTp é fornecida em 94,1% dos estabelecimentos de saúde, mas nos seis meses anteriores ocorreram rupturas de stock em 27% dos estabelecimentos de saúde. As rupturas de stock são um obstáculo ao êxito da implementação do IPTp.

Um estudo realizado na Tanzânia revelou que 40% das mulheres entrevistadas não tinham recebido SP devido à indisponibilidade de SP (Tarimo, 2007).

A indisponibilidade de água limpa e segura é outro fator que afecta a prática do TDO. O cumprimento da terapia diretamente observada na administração de SP para IPTp por parte do pessoal de ANC é ameaçado e a cobertura diminui face à falta de água limpa e de copos nas clínicas de ANC (Mubyazi et al, 2005).

2.4.5.2 Influência dos conhecimentos dos profissionais de saúde e da formação em IPTp

Em 2002, P. O. Ouma1 et al realizaram um inquérito junto de mulheres que tinham dado à luz recentemente nas zonas rurais vizinhas de Asembo e Gem, no Quénia, e relataram uma cobertura de 19% de pelo menos uma dose e 7% de duas ou mais doses de SP. Os profissionais de saúde (HCW) em Asembo receberam nova formação sobre IPTp em 2003. Os objectivos do estudo eram avaliar se a cobertura do IPTp aumentou e se a formação em Asembo levou a uma melhor cobertura do que em Gem, e identificar barreiras à implementação eficaz do IPTp.

O método utilizado foi um inquérito transversal de base comunitária a uma amostra aleatória simples de mulheres que tinham dado à luz recentemente, em abril de 2005, incluindo entrevistas com os profissionais de saúde das clínicas pré-natais (ANC) em Asembo e Gem. Em Asembo, a cobertura de SP aumentou de 19% em 2002 para 61% em 2005 para pelo menos uma dose e de 7% para 17% para duas doses de SP. Em Gem, a cobertura aumentou de 17% para 28% e de 7% para 11%, respetivamente.

A formação dos profissionais de saúde das clínicas pré-natais pode não ser suficiente, embora seja necessária, para o aumento da cobertura da SP, pelo que factores como um melhor conhecimento da SP e alterações nas caraterísticas sociodemográficas podem contribuir para os aumentos observados em Asembo e Gem. As entrevistas aos profissionais de saúde em Asembo e Gem revelaram confusão quanto ao momento adequado e falta de observação direta do IPTp. A formação de profissionais de saúde e a utilização de mensagens IPTp simplificadas podem ser uma estratégia chave para atingir os objectivos do programa Fazer Recuar o Paludismo para a prevenção do paludismo na gravidez.

Num estudo efectuado no Uganda por Nankwanga e Gorette, 2008, verificou-se que o IPTp um e dois era de 61% e 38%, respetivamente. Um inquérito realizado em três centros de saúde de Kampala revelou que as diretrizes sobre a malária na gravidez não eram referidas e que apenas 1,6% dos profissionais de saúde tinham recebido formação nos últimos seis meses.

A formação regular dos profissionais de saúde é relevante para atualizar e refrescar os seus conhecimentos sobre a implementação do TPI. Promove a adesão dos profissionais de saúde às diretrizes de implementação do TPI e atitudes positivas em relação às mulheres grávidas que frequentam os CPN.

CAPÍTULO 3

MÉTODOS

3.1 CONCEPÇÃO DO ESTUDO

Foi realizado um estudo transversal que envolveu clientes e funcionários de ANC para recolher dados quantitativos e qualitativos da Unidade de Saúde Reprodutiva e Infantil (RCH) em Gushegu, a capital do distrito de Gushegu. A unidade de saúde reprodutiva e infantil da capital do distrito de Gushegu foi visitada semanalmente, nos dias de atendimento, durante os meses de janeiro a março de 2014, e foram entrevistadas as mães que tinham bebés com menos de doze meses de idade e que consentiram no estudo. A clínica de ANC do RCH foi visitada e as observações foram feitas usando uma lista de verificação padronizada. Todos os funcionários de ANC da capital do distrito de Gushegu receberam questionários auto-administrados para responder após terem dado o seu consentimento.

3.2 VARIÁVEIS DO ESTUDO

Variáveis dependentes: Absorção (cobertura) de IPTP-SP entre os sujeitos do estudo
  inadequada (< 1 dose de SP) Vrs adequada (> 2 doses de SP)

Variáveis independentes:

DADOS DO CLIENTE:

Caraterísticas sócio-demográficas:

Idade, religião, profissão, estado civil, etnia, local de residência, nível de instrução e profissão do marido.

Antecedentes obstétricos e de ANC:

Idade gestacional na primeira consulta de ANC, número de consultas de ANC, paridade e gravidezes.

Para investigar melhor a oportunidade do primeiro atendimento de ANC, uma categorização de "primeiro atendimento de ANC precoce" é definida como uma primeira visita a ANC em ou antes de 4 meses de gestação, e aqueles que se registam no quinto mês até ao parto serão considerados como "primeiro atendimento de ANC tardio".

Conhecimentos sobre a malária entre as mulheres grávidas:

Categorização:

Os inquiridos serão classificados como muito bons se conhecerem os quatro indicadores seguintes

1. O que é a malária?
2. Como é que a malária é transmitida?
3. O que favorece a transmissão da malária?
4. Conhece pelo menos três efeitos da malária na gravidez

Os alunos serão classificados como bons se acertarem em três indicadores. Razoável para dois deles e medíocre se souberem apenas um ou nenhum deles.

Conhecimento do IPTp:

Categorização:

Os inquiridos serão classificados como muito bons se acertarem nos quatro indicadores seguintes;

1. Ouviu falar da IPTp

2. A categoria de indivíduos que a tomam
3. O número de comprimidos tomados de uma só vez como uma dose
4. Quando é recomendada a utilização de IPTp durante a gravidez

Os inquiridos serão classificados como bons se conhecerem três deles. Razoável se conhecerem dois deles e medíocre se conhecerem um ou nenhum deles.

Experiências dos inquiridos sobre a utilização de SP numa gravidez recente:

Efeitos secundários após a ingestão numa gravidez recente

Suspeita ou confirmação de infeção por paludismo após a captação

Receio de complicações decorrentes da adoção de SP.

DADOS DA INSTALAÇÃO:

Nível de stock de SP e padrões de abastecimento nas clínicas de ANC

Formação do pessoal dos CPN

Capacidade de pessoal a nível das instalações

Conhecimentos do pessoal de ANC sobre o momento adequado para a IPTp - SP.

Prática de administração direta observada (DOT) de IPT pelo pessoal dos CPN

Observação das atitudes e das actividades do pessoal dos CPN por parte das mulheres grávidas

3.3 POPULAÇÃO ESTUDADA

A população do estudo foi constituída por mães lactantes com bebés com menos de 12 meses de idade que visitavam a unidade de RCH da capital do distrito de Gushegu. Os critérios de inclusão foram as mães lactantes com bebés com menos de 12 meses de idade que viviam na área de estudo há pelo menos seis meses durante a gravidez recente. Os critérios de exclusão foram uma mãe lactante com um bebé com mais de 12 meses de idade ou que não vivia na área de estudo há pelo menos seis meses durante a gravidez recente. Esta amostra foi retirada do grupo de mulheres que poderiam ter frequentado ANC para IPTp na capital do distrito de Gushegu em 2013, quando a cobertura de IPTp2 era de 44%.

Todo o pessoal dos CPN da unidade de cuidados de saúde reprodutiva e infantil da capital do distrito de Gushegu constituiu o grupo de estudo para determinar a influência dos profissionais de saúde na variável dependente.

3.4 AMOSTRAGEM

3.4.1 Determinação do tamanho da amostra:

Os dados administrativos do relatório anual de 2013 do distrito de Gushegu indicam que a cobertura do IPTp3 entre as mulheres grávidas registadas no ano de 2013 foi de 31,2%. Com base nesta cobertura, 330 mães lactantes que frequentaram a unidade de RCH durante o período do estudo foram inquiridas (31,2% de cobertura IPTP3, poder de 95%, p=0,05)

3.4.2 Cálculo da dimensão da amostra:

$N = z^2_{\{P\}} \{1-P\} / m^2$

Z (Valor padrão para um nível de confiança de 95%) = 1,96

P (cobertura IPTp3 no subdistrito de Gushegu) = 31,2% (0,312)

m (margem de erro) = 5% (0,05)

N= 1.962 {0.312} {1-0.312}/ 0.052

3.8416 {0.312} {0.688}/0.0025

= 329.8 330

3.4.3 Métodos de amostragem:
Os 330 participantes para o nível de cliente do estudo foram convenientemente selecionados. Todos os (seis) funcionários de ANC da unidade de Saúde Reprodutiva e Infantil foram entrevistados na unidade.

3.5 TÉCNICAS E INSTRUMENTOS DE RECOLHA DE DADOS
Foram efectuadas observações no ANC para documentar as práticas e verificar a disponibilidade logística para a implementação do IPTp. Foram administrados questionários estruturados, guiados por um entrevistador, às mães que amamentavam no RCH (Anexo 1). As perguntas abrangiam factores sócio-demográficos, práticas de IPTp nos CPN, conhecimentos sobre IPTp e malária, experiências de utilização de SP em gravidez recente, atitude do pessoal e utilização de MTI. Os profissionais de saúde nos CPN receberam questionários auto-administrados (Anexo 2) para avaliar o seu nível de conhecimentos sobre o IPTp, a prática do TDO, a formação em IPTp e a supervisão e monitorização do programa IPTp na unidade de saúde.

Foi utilizada uma lista de verificação (Anexo 3) para observar as actividades, incluindo as palestras de educação para a saúde nos dias de visita, a prática do TDO, o registo do TDO nos livros de registos de ANC e a disponibilidade de SP e água para o TDO.

3.6 CONTROLO DA QUALIDADE DOS DADOS
3.6.1 Formação e pré-testes
Foram recrutados três entrevistadores na área de estudo. Eram indivíduos que compreendiam a língua inglesa de forma satisfatória, bem como as línguas locais de interesse, que são o dagbani, o kokomba e o fulani. Receberam formação durante três dias para compreenderem as perguntas e as interpretarem corretamente.

Os questionários de amostragem e os guias de entrevista foram pré-testados durante dois dias entre a população do estudo na capital do distrito de Gushegu. Após a fase de pré-teste, as lacunas identificadas nos instrumentos de recolha de dados foram corrigidas antes de serem utilizadas para a recolha de dados propriamente dita.

3.6.2 Tratamento de dados
Após cada dia de recolha de dados, os questionários eram recolhidos por um supervisor para garantir que não se perdessem formulários e que os erros fossem imediatamente corrigidos. O supervisor assegurava a exaustividade dos elementos de dados dos formulários preenchidos pelos entrevistadores.

A edição ou limpeza dos dados foi feita para garantir que nenhuma pergunta de um questionário foi omitida erradamente, que não foram utilizados códigos ilegais e que foram detectadas inconsistências lógicas nas respostas registadas. Os dados foram editados no terreno durante a fase de recolha ou num escritório central após a conclusão do trabalho de campo. Os dados não foram introduzidos duas vezes, a edição informática foi estruturada para verificar cada registo à medida que era introduzido.

O livro de registos de um inquirido levado para o RCH foi revisto após a administração das perguntas. Isto foi feito para confirmar informações como a idade, o endereço residencial, a idade do bebé, etc. As discrepâncias eram resolvidas através de mais sondagens. No entanto, isto foi raro no estudo.

3.7 PROCESSAMENTO E ANÁLISE DE DADOS
Os dados foram analisados com recurso aos programas informáticos Microsoft Office Excel 2007 e Stata 11.0.

Os dados foram resumidos através de tabelas de frequência, médias e gráficos. A análise de regressão logística foi utilizada para testar a associação entre algumas das variáveis categóricas e a utilização da IPTp-SP. Foram utilizados odds ratios com um intervalo de confiança de 95% para testar a significância das associações.

A cobertura, uma medida da utilização do IPTp, foi definida como o número percentual de inquiridos que não receberam nenhuma, uma, duas ou três doses de SP durante a sua gravidez mais recente para as mães que amamentam. Para efeitos da análise logística, utilizou-se para a análise uma ou nenhuma dose de SP e duas ou mais doses de SP.

A idade foi categorizada em intervalos de 10 anos; de quinze anos a cinquenta e cinco anos, o nível educacional em primário, secundário, superior, outros e nenhum. A paridade foi classificada em primaparas (uma) e multiparas (duas ou mais). O estado civil foi classificado em viver com parceiro e viver sem parceiro e a ocupação em desempregado, agricultor, comerciante, emprego no sector formal e os artesãos foram classificados como empregados.

Foram feitas quatro perguntas aos inquiridos para avaliar o seu nível de conhecimentos sobre a IPTp. Estas perguntas baseavam-se no objetivo de tomar SP no ANC, no número de doses de SP a receber durante a gravidez e na altura em que se recomenda a utilização de SP durante a gravidez. Foram avaliados os conhecimentos dos inquiridos sobre os efeitos da malária na mulher grávida e no feto e sobre outras formas de prevenção da malária na gravidez. Foi feita uma série de cinco perguntas para avaliar a atitude do pessoal. Estas incluíam o facto de o pessoal ser atencioso, ser sempre educado, cuidar bem dos inquiridos, gritar sempre com os inquiridos, dar palestras sobre a malária e quaisquer outras a serem especificadas pelos inquiridos. A participação nos CPN antes ou aos 4 meses de gestação é classificada como participação precoce, 5 meses ou mais é classificada como participação tardia.

3.7.1 Interpretação

Os resultados do estudo foram generalizados às mulheres grávidas da área de estudo (capital do distrito de Gushegu), bem como aos pontos de serviço pré-natal. São indicadas as variáveis independentes que se verificou estarem significativamente ou de outra forma associadas à variável dependente. Os dados qualitativos recolhidos através de observações no ANC foram analisados para encontrar associações entre os factores institucionais e as variáveis dependentes.

3.8 CONSIDERAÇÕES ÉTICAS

A aprovação ética para este estudo foi obtida junto do Comité de Revisão Ética do Serviço de Saúde do Gana.

Garantir a confidencialidade e a privacidade dos inquiridos:

A entrevista foi conduzida de forma tão privada quanto possível e os participantes asseguraram que as suas respostas eram completamente confidenciais e não afectariam os cuidados que recebem. Os inquiridos foram identificados por identificações únicas e não pelos seus nomes. Os resultados foram apresentados de forma geral, sem menção de nomes.

Processo de consentimento informado:

O formulário de consentimento foi entregue aos participantes alfabetizados para que o lessem e, no caso dos analfabetos, foi lido e interpretado para eles. As mães lactantes que procuravam cuidados pós-natais foram incluídas no estudo se dessem o seu consentimento verbal depois de terem compreendido satisfatoriamente os termos indicados no formulário de consentimento. As participantes foram autorizadas a retirar-se do estudo se considerassem incómodo responder às perguntas.

Riscos e benefícios do estudo:

Não existe qualquer risco direto na participação neste estudo. No entanto, os participantes podem ser obrigados a responder a algumas perguntas dos assistentes de investigação, que se certificaram de que os participantes estavam estáveis antes de os envolverem na resposta às perguntas.

Este estudo não traz benefícios diretos para os participantes. No entanto, os resultados deste estudo serão utilizados para melhorar as actividades do IPTp no distrito e no país como um todo.

3.9 LIMITAÇÕES DO ESTUDO

Um viés de recordação pode resultar do facto de os inquiridos não se lembrarem de tudo o que aconteceu durante as consultas de ANC na sua última gravidez. Mostrar-lhes amostras de SP para que possam relacionar as suas respostas com o medicamento minimizou o viés. A informação do livro de registos manuseado por uma inquirida foi comparada com as respostas dadas às perguntas. Isto foi feito para minimizar a recolha de dados errados.

A generalização do estudo pode ser limitada porque foi efectuado apenas na capital do distrito e pode não ser representativo de todo o distrito.

Os inquiridos declararam a sua própria opinião e não foi feita a verificação de algumas informações.

3.10 ASSUNTOS

Partiu-se do princípio de que todos os inquiridos se lembravam de tudo o que tinha acontecido no ANC durante a sua última gravidez e que as opiniões expressas por eles eram um verdadeiro reflexo da situação no terreno. A exibição do medicamento (SP) no momento da entrevista pode ter ajudado a refrescar as suas memórias. As mulheres no distrito como um todo partilham caraterísticas comuns e, por isso, o que se observa na capital do distrito pode ser semelhante aos outros sub-distritos e, portanto, os resultados podem ser generalizados.

CAPÍTULO 4
RESULTADOS

4.1 INTRODUÇÃO

Este capítulo resume as conclusões do estudo nos seguintes tópicos:

1. Aceitação da IPTp-SP entre os inquiridos
2. Caraterísticas sócio-demográficas dos inquiridos e adesão ao IPTp,
3. Historial obstétrico e de ANC dos inquiridos e adesão ao IPTp,
4. Nível de conhecimentos sobre a malária e o IPTp entre os inquiridos e utilização do IPTp,
5. Experiências de utilização do IPTp numa gravidez recente entre os inquiridos e a utilização do IPTp,
6. Factores relacionados com as instalações de saúde.
7. Posse de MTIs e utilização de IPTp

4.2 ACOLHIMENTO DO IPTp-SP ENTRE OS RESPONDENTES

Quadro 1.3: Utilização de doses de SP entre os inquiridos

Dose inadequada de SP (< 1 dose) N (%)	Dose adequada de SP (>2 doses) N (%)
28 (8.5%)	302 (91.5%)

A OMS recomenda que duas ou mais doses de SP tomadas durante a gravidez são adequadas para prevenir a malária durante a gravidez.

O número de inquiridos que tomaram uma ou nenhuma dose de SP, o que é definido como dose inadequada, foi de apenas 8,5%. A dose adequada, definida como duas ou mais doses de SP, foi tomada por 91,5% dos inquiridos.

4.3 CARACTERÍSTICAS SÓCIO-DEMOGRÁFICAS DOS RESPONDENTES E DA PARTICIPAÇÃO DO IPTp-SP

A maioria (59,9%) dos inquiridos pertencia ao grupo etário dos 15-24 anos. Um total de 59,7% dos inquiridos no grupo etário dos 15-24 anos tomou doses adequadas de SP. Os muçulmanos predominavam, representando 78,4% dos inquiridos. A agricultura era a ocupação mais comum entre eles, representando 56,4%.

A maioria (93,9%) dos inquiridos vive com os seus parceiros. Um total de 90,6% e 92,1% dos inquiridos vivem no município de Gushegu e estão empregados, respetivamente. A maioria (76,7%) dos inquiridos são Dagombas. Um total de 69,1% dos inquiridos não teve qualquer educação formal, enquanto apenas 3,6% têm educação superior.

		Aceitação da IPTp-SP entre os inquiridos

Variáveis sociodemográficas	Total N=330 n (%)	1 N=28 n (%)	2 N=83 n(%)	3 N=219 n(%)	0 N=2 n(%)
Idade (anos)					
15-24	194 (59.7%)	20 (76.9)	49 (59)	127	1
25-34	125(37.88%)	5 (19.2)	33 (39.8)	86	1
35-44	8 (2.42)	1 (3.8)	1 (1.24)	6	0
46-55	0				
Religião					
Cristão	46 (13.94)	2 (7.6)	11 (13.25)	32	1
Islão	259 (78.48)	22 (84.6)	62 (74.69)	174	1
Tradicionalista	24 (7.27)	2 (7.6)	9 (10.84)	13	0
Outros	1 (0.30)	00	1 (1.22)	0	0
Ocupação					

Agricultor	186 (56.36)	11 (42.3)	53 (63.85)	121	1
Comerciante	80 (24.24)	6 (23.1)	13 (15.66)	61	0
Setor formal	13 (3.94)	1 (3.8)	3 (3.6)	9	0
Desempregado	26 (7.88)	6 (23.1)	7 (8.43)	12	1
Artesão	25 (7.58)	2 (7.7)	7 (8.43)	16	0
Estado civil					
Com vida parceiro	310 (93.94)	23 (88.5)	76 (91.56)	209	2
Não viver com o parceiro	19 (5.76)	3 (11.5)	7 (8.43)	9	0
Etnia					
Dagomba	253 (76.67)	22 (84.6)	55 (66.26)	176	0
Fulani	17 (5.15)	1 (3.86)	8 (9.64)	8	0
Kokomba	47 (14.24)	3 (11.5)	13 (15.66)	29	2

Outros	11 (3.33)	0 (0)	6 (7.22)	5	0
Local de Residência					
Na capital de distrito	299 (90.61)	24 (92.3)	74 (89.15)	199(90.9)	2
Fora do capital de distrito	31 (9.09)	2 (7.69)	9 (10.84)	19 (9.13)	0
Educacional Nível					
Primário	58 (17.58)	5 (19.2)	18 (21.68)	35	0
secundário	32 (9.70)	3 (11.5)	11 (13.25)	17	1
Mais alto	12 (3.64)	1 (0.38)	2 (2.41)	9	0
Outros, por exemplo Alcorão	56 (16.97)	6 (23.0)	15 (18.1)	35	0
Nenhum	172 (52.12)	11(42.3)	37 (44.57)	125	1

Quadro 1.4: Caraterísticas sócio-demográficas dos inquiridos e adesão ao IPTp

A partir do gráfico, os inquiridos que vivem na cidade e os empregados que receberam duas doses de SP foram 74 e 76, respetivamente. Os que tomaram três doses dos dois grupos foram 199 e 207. Apenas 12 e 19 dos desempregados e dos que vivem na cidade tomaram três doses de SP, respetivamente. Em geral, o número de inquiridos que tomaram uma, duas e três doses de SP aumenta no grupo dos empregados e dos que vivem na cidade.

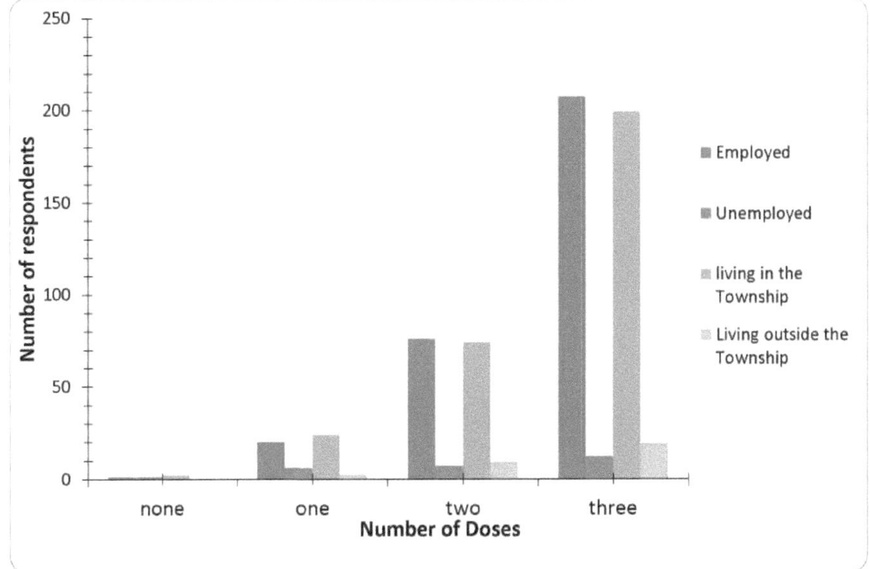

Fig 1.3: Situação profissional e de residência e adesão ao IPTp-SP

Quadro 1.5 Associação das caraterísticas sociodemográficas e da adesão à SP

Variáveis sociodemográficas	(<IPTp) Inadequado	(>IPT) Adequado	Total	OR (IC95%)
	N=28 (%)	N=302 (%)	N=330(%)	
Idade				
15-24 ANOS	20 (74.1%)	177 (59.7%)	197(59.9%)	

25-34 ANOS	6 (22.2%)	118 (38%)	124(37.7%)	0.45(0.18-1.15)
35-44 ANOS	2 (3.7%)	7 (2.4%)	9 (2.4%)	2.52(0.49-13.01)
Residência				
Fora do município	2 (7.1%)	29 (9.6%)	31(9.1%)	0.72 (0.16-3.20)
Dentro do município	26 (92.9%)	273 (90.4%)	299 (90.6%)	
Emprego				
desempregado	7 (25%)	19 (6.3%)	26 (7.9%)	**4.9 (1.88-13.14)**
empregado	21 (75%)	283 (93.7%)	304 (92.1%)	
Em direto com o parceiro		Em falta=1		
Sim	24 (86.2%)	285 (94.7%)	309 (93.9%)	0.33 (0.10-1.09)

Não	4 (13.8%)	16 (5.3%)	20 (6.1%)	
Educação formal				
Nenhum	18 (64.3%)	210 (69.5%)	228(69.1%)	0.79 (0.35-1.77)
alguns	10 (35.7%)	92 (30.5%)	102 (31%)	

Entre as variáveis sociodemográficas dos inquiridos, apenas o desemprego está significativamente associado à toma de doses inadequadas de SP [OR=4,9, IC95% (1,8813,14)]. As restantes variáveis sociodemográficas não estão associadas ao número de doses de SP tomadas.

4.4 HISTÓRICO OBSTETÉRICO E DE ANC DOS INQUIRIDOS E TOMADA DE IPTp

Entre os inquiridos, 80% tiveram gravidezes múltiplas (gravidezes) e 74,9% tiveram mais do que um parto (paridade múltipla). O número médio de consultas de ANC e de gravidezes é de 5 (desvio-padrão, DP=2,2) e 3 (desvio-padrão, DP=1,6). A idade gestacional média dos inquiridos que tomaram doses inadequadas e adequadas de SP foi de 6 (DP=2,5) e 4 (DP=2,2), respetivamente.

Tabela 1.6: História obstétrica dos inquiridos e adoção do IPTp

		Aceitação da IPTp-SP entre os inquiridos				
História Obstétrica	Total N=330 n (%)	1 N=28 n (%)	2 N=83 n (%)	3 N=219 n (%)	0 N=2 n (%)	
Paridade						

único	82 (24.85%)	12 (46.15%)	23(27.71%)	46 (21.0%)	1 (50%)
Múltiplos	247 (74.85%)	14 (53.85%)	60(72.29%)	172(78.54%)	1 (50%)
Grávidas					
1 gravidez	66 (20%)	11 (42.31%)	17(20.48%)	37 (16.89%)	1 (50%)
> 2 gravidezes	264 (80%)	15 (57.69%)	66(79.52%)	182(83.10%)	1 (50%)
Momento da 1st visita ANC	Em falta=3				
Atendimento antecipado	280 (85.6%)	15 (57.6%)	60 (74%)	205 (94%)	0 (0%)
Atrasos de comparência	47 (14.4%)	11(42.3%)	21 (25.9%)	13 (5.9%)	2(100%)

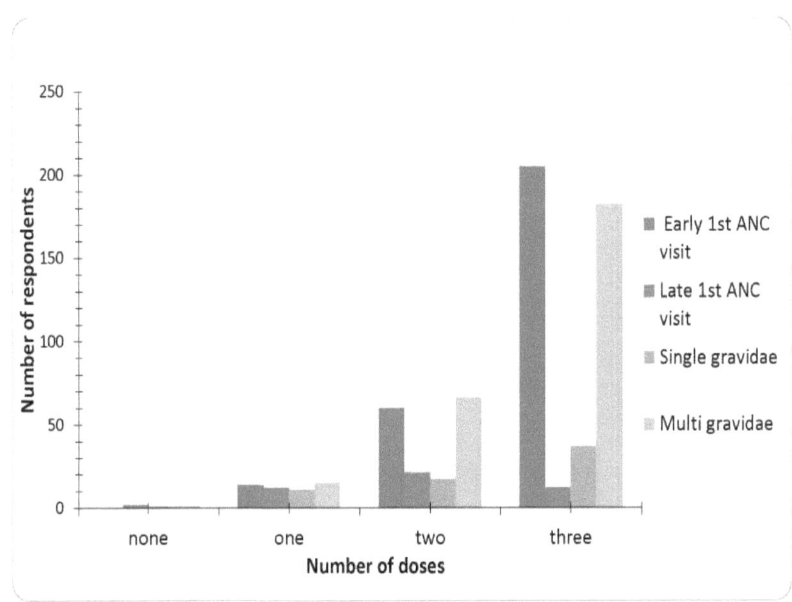

Fig. 1.4: Gravidezes e momento da 1ª consulta de ANC e adoção do IPTp-SP

Os inquiridos que fizeram as primeiras consultas de ANC precoces e tomaram 2 e 3 doses de SP foram 60 e 205, respetivamente. Apenas 12 das inquiridas que efectuaram as primeiras consultas tardias tomaram três doses de SP. O número de inquiridas que tomaram 1, 2 e 3 doses de SP aumenta nas primeiras consultas de ANC precoces e nas mulheres com gravidezes múltiplas.

Tabela 1.7: resume a associação entre os antecedentes obstétricos e de ANC dos inquiridos e a utilização de SP.

Tabela 1.7: Associação entre antecedentes obstétricos e de ANC e adoção do IPTp-SP

Antecedentes obstétricos e de ANC	(<IPTp1) Inadequado	(>IPTp2) Adequado	Total	OR (IC95%)
	N=28 (%)	N=302 (%)	N=330(%)	
Paridade				

Individual	11(41.4%)	70 (23.3%)	82(24.9%)	2.14(0.96-4.77)
Múltiplos	17(59%)	231(76.7%)	248(74.9%)	
Grávidas				
Individual	12 (40.7%)	55 (18.2%)	66 (20.0%)	**3.38(1.52-7.55)**
Múltiplos	16 (59.3%)	248 (81.8%)	264(80.0%)	
Momento da 1ª visita de ANC				
Tarde	13(48.14%)	34 (11.4%)	47 (14.6%)	**6.8(2.96-15.40)**
Precoce (<4 meses de gestação)	15(51.86%)	265(88.6%)	280(85.4%)	
Média de consultas de ANC			5 (DP=2,2)	
Número médio de gravidezes			3 (DP=1,6)	
Idade gestacional média na 1st consulta de ANC	6	4		

A gravidez única está significativamente associada à toma de uma ou nenhuma dose de SP
[OR3,38, 95%CI (1,52-7,55)]. O comparecimento tardio à primeira ANC está

significativamente associado ao uso de uma ou nenhuma dose de SP [OR6,8, IC95% (2,96-15,4)].

4.5 NÍVEL DE CONHECIMENTO SOBRE A MALÁRIA E O IPTp ENTRE OS RESPONDENTES E A PARTICIPAÇÃO DOS SP

O conhecimento fraco é a frequência mais elevada para a categorização do nível de conhecimento da malária, representando 39,8%. Oitenta e nove têm conhecimentos muito bons sobre a malária, o que representa 27,1% dos inquiridos. Além disso, 42,3% dos inquiridos têm um conhecimento razoável do IPTp, representando a frequência mais elevada na categorização do nível de conhecimento do IPTp, mas apenas 14,0%, representando o mínimo, têm um conhecimento muito bom do IPTp.

Quadro 1.8: Conhecimentos sobre o paludismo e o IPTp entre os inquiridos e adoção do IPTp

		Aceitação da IPTp-SP entre os inquiridos			
Conhecimentos sobre a malária	Total N=330 n(%)	1 N=28 n(%)	2 N=83 n(%)	3 N=219 n(%)	0 N=2 n (%)
Muito bom	89 (27.05)	6 (23.08)	24 (29.27)	58 (26.48)	1 (50)
Bom	56 (17.02)	6 (23.08)	13 (15.85)	37 (16.89)	0
Justo	53 (16.11)	0 (0)	10 (12.20)	43 (19.63)	0
Pobres	131(39.82)	14 (53.85)	35 (42.68)	81 (36.99)	1 (50)
Conhecimento do IPTp					
Muito bom	46 (13.98)	0 (0)	6 (7.32)	40 (18.26)	0
Bom	67 (20.36)	4 (15.38)	21(25.6)	42 (19.18)	0

Justo	139 (42.25)	13 (50)	39 (47.56)	87 (39.73)	0
pobre	77 (23.40)	9 (34.62)	16 (19.51)	50 (22.83)	2(100)

Tabela 1.9: Associação dos conhecimentos sobre a malária e o IPTp entre os inquiridos e a adoção do IPTp-SP

Conhecimentos e práticas em matéria de paludismo	<IPTp1 Inadequado	>IPTp2 Adequado	Total	OR (IC95%)
	N=28 (%)	N=302 (%)	N=330 (%)	
Conhecimento da IPTp				
Pobres	9 (34.6%)	68 (25.9%)	77 (23.4%)	-
Justo	13 (50%)	125(47.9%)	138 (42.3%)	0.77(0.32-1.92)
Bom	6 (15.4%)	63 (23.9%)	69 (20.4%)	0.48 (0.14 -1.63)
Muito bom	0 (0%)	46 (2.3%)	46 (14.0%)	0.26 (0.14 -11.69)
Conhecimentos sobre a malária		Em falta= 1		
Pobres	15 (53.6%)	116 (38.5%)	131 (39.7%)	-

Justo	0 (0%)	53 (17.6%)	53 (16.1%)	0.15 (0.02 -1.13)
Bom	6 (21.4%)	50 (16.6%)	56 (17.0%)	0.93 (0.34 -2.35)
Muito bom	7 (24.9%)	82 (27.3%)	89 (27.0%)	0.66 (0.26 -1.69)
Propriedade do ITN			
Sim	6 (21.4%)	70 (23.2%)	76 (23.0%)	
Não	22 (78.6%)	232 (76.8%)	254 (77.0%)	
Utilização de MTI (os que possuem)			
Sim	6 (100%)	48 (69.6%)	54 (72.0%)	
Não	0 (0%)	21 (30.4%)	21 (28.0%)	

Os níveis categorizados de conhecimentos sobre o IPTp e a malária entre o grupo de estudo não estão associados ao número de doses de SP tomadas.

4.6 EXPERIÊNCIAS DO IPTp-SP EM GRAVIDEZ RECENTE E SUA ATUALIZAÇÃO

Um total de 85,4% dos inquiridos fizeram as primeiras consultas de ANC (antes ou aos 4 meses de gestação) e 14,6% fizeram as primeiras consultas tardias (aos 5 meses de gestação ou depois). 93,6% dos inquiridos que tomaram IPTp3 fizeram primeiras visitas precoces, enquanto apenas 5,9% fizeram primeiras visitas tardias. No entanto, 87,8% dos inquiridos não apresentaram qualquer motivo para faltar às consultas, 8,2% referiram o transporte e 4,0% mencionaram a distância como motivos para faltar às consultas.

O estudo revelou que 7,9% dos inquiridos tomaram apenas uma dose de SP durante a gravidez mais recente, pelo menos 25,2% receberam apenas duas doses de SP e pelo menos 66,4% receberam três doses de SP e 0,6% não tomaram nenhuma. Neste estudo, os IPTp1, 2 e 3 são 7,9%, 25,3% e 66,4%, respetivamente. No total, 97,9% dos inquiridos tomaram 3 comprimidos por dose e 1,5% tomaram 2 comprimidos por dose. Um total de 99,4% e 0,6% referiu ter tomado os comprimidos na clínica e fora da clínica, respetivamente.

No entanto, 87,8% admitiram que gostam de tomar os medicamentos na clínica e 11,9% disseram o contrário. De todos os inquiridos, 85,1% não temiam complicações decorrentes da utilização do medicamento, mas 14,9% admitiram ter medo de complicações decorrentes da utilização do medicamento. Apenas 15,5% dos inquiridos afirmaram que continuavam a ter malária após a utilização do medicamento. Apenas 25,2% dos inquiridos referiram efeitos secundários.

Quadro 1.10: Experiências com a IPTp-SP numa gravidez recente e sua aceitação

		IPTp-SP Inquiridos	Aceitação	Entre	
Experiências de adoção de SP	Total N=330 n (%)	1 N=28 n (%)	2 N=83 n (%)	3 N=219 n (%)	0 N=2 n(%)
Efeitos secundários de SP absorção					
Sim	83 (25.2%)	10 (35.75%)	19 (22.9%)	54 (24.7%)	0
Não	247 (74.8%)	16 (64.3%)	64 (77.1%)	165(75.3%)	2 (100%)
Infeção por paludismo após adoção de SP					

Sim	51 (15.5%)	7 (26.9%)	17 (20.5%)	26 (11.9%)	1(50%)
Não	279 (84.5%)	19 (73.1%)	66 (79.5%)	193 (88.1%)	1(50%)
Medo de Complicações decorrentes da toma de SP					
Sim	49 (14.8%)	2 (7.7%)	15 (18.1%)	30 (13.7%)	2 (100%)
Não	280 (85.1%)	24 (92.3%)	68 (81.9%)	188 (86.3%)	0

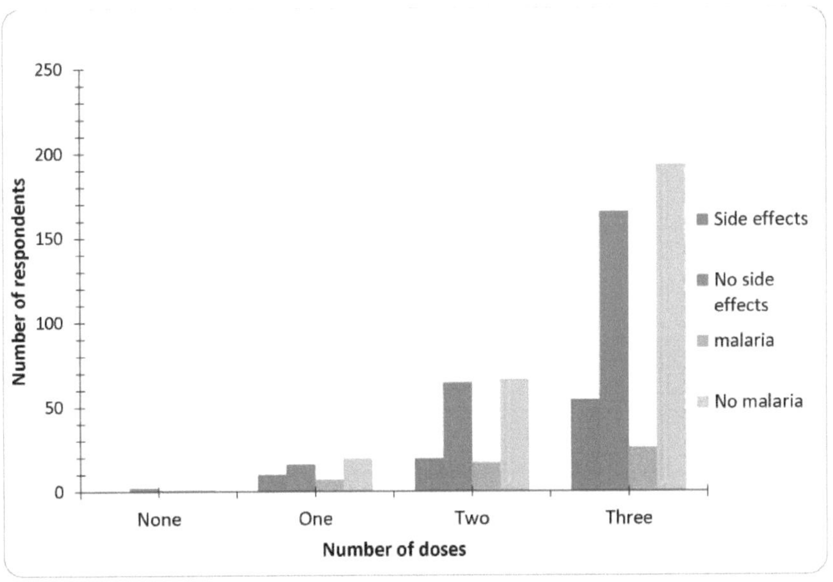

Fig 1.5: Experiências de SP na gravidez recente e sua aceitação

Um total de 165 e 193 dos inquiridos que não sofreram efeitos secundários nem infeção por malária após a toma de SP na gravidez recente tomaram, respetivamente, três doses de SP. O número de doses de SP aumenta com a ausência de efeitos secundários e de infeção por malária após a toma de SP.

Quadro 1.11: Associação entre as experiências de SP na gravidez recente e a sua adoção

Experiências de adoção de SP numa gravidez recente	<IPTp1 Inadequado	>IPTp2 Adequado	Total	OR (IC95%)
	N=28 (%)	N=302 (%)	N=330(%)	
Efeitos secundários após a utilização de SP				
Sim	10(55.6%)	73 (24.2%)	83 (25.2%)	1.74 (0.77-3.94)
Não	18(44.4%)	229 (75.8%)	247(74.8%)	
Infeção por paludismo após utilização de SP				
Sim	8 (28.6%)	43 (14.23%)	51 (15.5%)	2.41 (0.99-5.81)
Não	20(71.4%)	259 (85.8%)	279(84.5%)	
Medo de complicações				
Sim	4 (14.3%)	45(14.95%)	49 (14.9%)	1.09 (0.365-3.31)

Não	24(85.7%)	256(85.05%)	280(85.1%)	

O odds ratio de efeitos secundários após a administração de SP na gravidez recente para prever a administração inadequada de SP é [OR1,74, IC95% (0,77-3,94)]. Uma infeção por malária suspeita ou confirmada após a administração de SP na gravidez recente mostra [OR2,41, IC95% (0,995,81)]. Nenhum dos odds ratios para as variáveis de experiências de toma de SP em gravidez recente dos inquiridos está significativamente associado ao número de doses de SP tomadas com referência aos seus intervalos de confiança de 95%.

4.7 factores baseados nas instalações que influenciam a implementação da IPTp

4.7.1 Observações da PCH:

A RCH do sub-distrito de Gushegu do distrito de Gushegu tem um total de seis funcionários de ANC, incluindo uma parteira principal que é chefe, três agentes comunitários de saúde e dois agentes de promoção da saúde. O chefe da unidade admitiu a insuficiência de pessoal.

Durante o período de recolha de dados, o programa de educação para a saúde elaborado para o trimestre incluía a Malária na Gravidez (MIP), mas não especificamente o IPTp. A conversa sobre saúde no dia das visitas ao RCH ao longo do estudo incluía a malária na gravidez, mas não o IPTp. Não havia cartazes sobre o IPTp/MIP nas paredes, mas havia um livro de relatórios para resumos diários de ANC e formulários mensais de devolução de dados.

Durante o período do estudo, a SP não esteve disponível no RCH durante pelo menos três meses, o que impossibilitou a observação do TDO. Outros medicamentos de rotina administrados a mulheres grávidas foram registados no livro de relatórios de ANC para resumos diários. No entanto, não existiam formulários de eventos adversos para a SP. O estabelecimento não fornece água limpa, segura e gratuita para o DOT, no entanto esta está disponível para venda. O estabelecimento não dispõe de uma cópia do protocolo nacional e do manual de formação do IPTp.

4.7.2 Factores relacionados com o pessoal da ANC

Um número relativamente elevado de inquiridos (87,2%) confirmou que os enfermeiros dão palestras sobre saúde.

Um total de 94,2% dos inquiridos disse que os funcionários dos CPN eram atenciosos e educados. Apenas 5,8% disseram que gritam com as utentes. Um total de 96,7% disse que o pessoal dos CPN praticava o TDO. O IPTp foi definido incorretamente por 2 dos 6 funcionários (2/6). Todos os 6 conheciam o SP como o medicamento recomendado para o IPTp no Gana. Apenas 1 em cada 6 não sabia quando é que a SP devia ser iniciada durante a gravidez. Todos os 6 conheciam a idade de gestação em que o IPTp não deve ser administrado durante a gravidez. Todos sabiam o número de vezes que a SP é recomendada durante a gravidez. Todas admitiram que o DOT é praticado na unidade sanitária. Apenas 2 dos 6 tiveram alguma vez formação em IPTp através de formação em serviço. Todos os 6 indicaram ter havido visitas de supervisão e controlo no último ano.

Quadro 1.12 Experiências das clientes nas consultas pré-natais e adesão ao IPTp

		IPTp-SP Respondentes	Aceitação	Entre	
Experiências nas consultas pré-natais	Total N=330 n (%)	1 N=28 n (%)	2 N=83 n (%)	3 N=219 n (%)	0 N=2 n(%)
As instalações deram palestras sobre saúde		Em falta=2			
Sim	287 (87%)	23 (88.5%)	72(86.7%)	191(87.2%)	1(50%)
Não	43 (13.03%)	3 (11.5%)	11(13.3%)	28 (12.8%)	1(50%)
Atitude de Pessoal da ANC		Em falta=2		Em falta=1	
Atencioso/Poli do	310 (94.2%)	24 (92.3%)	77(92.8%)	207 (94.5%)	2 100%)
Gritem comigo	19 (5.8%)	2 (7.7%)	6 (7.2%)	11 (5.5%)	0
Prática de DOT		Em falta=2			
Sim	317 (96.6%)	24 (92.3%)	80(96.4%)	213(97.3%)	-

Não	11(3.4%)	2 (7.7%)	3 (3.6%)	6 (2.7%)	-

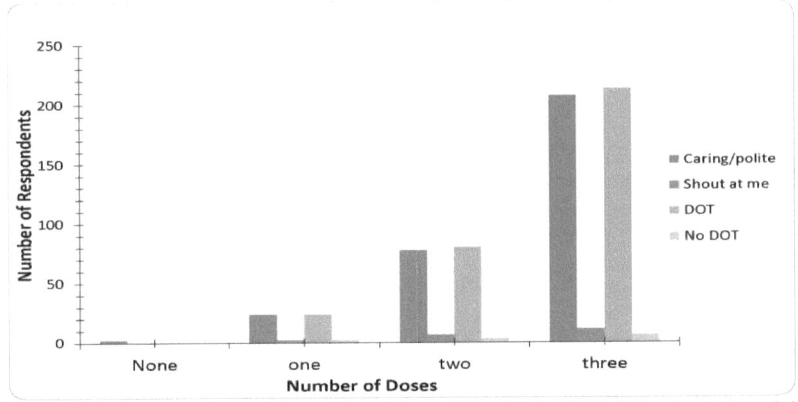

Fig. 1.6: Experiências nas consultas pré-natais e utilização da IPTp-SP entre as inquiridas
Um total de 77 e 207 inquiridos que admitiram que o pessoal dos CPN era atencioso e educado tomaram duas e três doses de SP, respetivamente. Também 80 e 213 dos que tomaram duas e três doses de SP, respetivamente, confirmaram a prática do TDO pelo pessoal dos CPN. O número de doses de SP tomadas aumenta para aqueles que admitem que a equipa de ANC é atenciosa e educada, bem como a adesão ao TDO.

Tabela 1.13: Associação entre a experiência do cliente nas consultas pré-natais e a utilização do IPTp- SP

Experiência do cliente nas visitas pré-natais	(<IPTp1) Inadequado N=28	>IPTp2 Adequado N=302	Total N=330	OR (IC95%)
	n (%)	n (%)	n (%)	
As instalações deram palestras sobre saúde				
Sim	24 (85.7%)	263 (87.1%)	287(87.2%)	0.89 (0.29-2.7)

Não	4 (14.3%)	39 (12.9%)	43(12%)	
Atitude do pessoal do ANC				
Gritou contigo	4 (14.3%)	17 (5.6%)	21 (6.4%)	0.08(0.35-0.22)
Atencioso/Polido	24(85.7%)	284 (94.4%)	308(93.6%)	
Praticou o DOT na instalação				
Não	2(7.7%)	9 (2.9%)	11 (3.3%)	0.36 (0.08-1.8)
Sim	24(92.3%)	293(97.01%)	319(96.7%)	

Nenhuma das experiências nas consultas pré-natais dos inquiridos está significativamente associada ao número de doses de SP tomadas.

4.8 PROPRIEDADE E UTILIZAÇÃO DOS ITNs E ACOMPANHAMENTO DO IPTp-SP

A utilização de mosquiteiros tratados com inseticida (MTI) é um dos métodos de prevenção da malária recomendados pela OMS. As mulheres grávidas e as lactantes são obrigadas a dormir com MTI nas zonas endémicas de malária. Este estudo investigou a posse e a utilização de MTI entre os participantes do estudo.

Um total de 23,0% dos inquiridos possui MTI e 77,0% não possui. Um número encorajador de 72% dos inquiridos que possuem MTIs dormiram com eles e 28% não dormiram com eles na noite anterior. No entanto, 76,5% das pessoas que tomaram o IPTP3 não possuem MTI. Do número de pessoas que possuem MTI, 74% das que tomaram o IPTp3 usaram-nos na noite anterior. Apenas 13,5% dos inquiridos com conhecimentos muito bons sobre a malária utilizaram MTI e 86,5% dos inquiridos com conhecimentos muito bons sobre a malária não possuem MTI. Isto implica que o nível de conhecimentos sobre a malária não influencia a posse e a utilização de MTI.

Quadro 1.14: Posse e utilização de MTI e adoção de IPTp

Propriedade dos MTI	N=330 n(%)	1 N=26 n (%)	2 N=83 n(%)	3 N=219 n(%)	0 N=2 n(%)
Sim	75 (25.3)	6 (23.07)	19 (22.89)	51 (23.29)	0 (0)
Não	254 (84.6)	20 (76.9)	64 (77.10)	168 (76.71)	2 (100)
Utilização dos MTI	N=75	N=6	N=19	N=50	
Sim	54 (72)	6(100)	11 (57.89)	37 (74)	0
Não	21 (28)	0 (0)	8 (42.1)	13 (26)	0

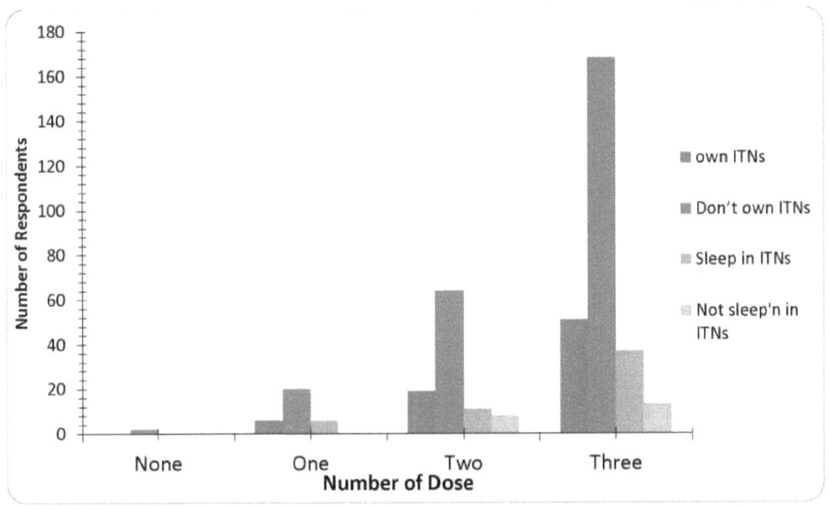

Fig 1.7: Posse e utilização de MTI e adoção de IPTp entre os inquiridos

A maioria dos inquiridos 168 (76,7%) que não possui MTI tomou IPTp3. A maioria 37 (74%) das pessoas que possuíam e utilizaram na noite anterior também tomaram IPTp3.

CAPÍTULO 5
DISCUSSÃO

Este capítulo discute a utilização adequada da IPTp e os factores que a influenciam, tal como verificado neste estudo. Verificou-se que a utilização de apenas duas doses de IPTp-SP está abaixo do objetivo nacional, mas a utilização de doses adequadas de SP foi geralmente elevada. No distrito de Gushegu, as mulheres grávidas têm uma elevada adesão aos CPN. A frequência das primeiras consultas de ANC e a frequência das visitas de ANC pelas inquiridas foram elevadas. A maioria das inquiridas teve gravidezes múltiplas. Poucas têm educação formal e os níveis de conhecimento sobre a malária e o IPTp são baixos.

A água limpa e segura, o empenho na prática do TDO, os bons conhecimentos do pessoal sobre o IPTp e a boa atitude do pessoal em relação às actividades do IPTp nas instalações são outros factores identificados como podendo influenciar a utilização do IPTp. As conclusões deste estudo estão a ser comparadas com alguns estudos relacionados realizados noutras partes de África e no Gana, sendo discutidos os possíveis factores que resultam em semelhanças e disparidades.

O estudo sobre os factores que influenciam a adesão adequada ao IPTp-SP no distrito de Gushegu, no norte do Gana, revelou que os IPTp1,2 e 3 são (7,9%), (25,2%) e (66,4%), respetivamente, e apenas 2 (0,6%) não tomaram nenhuma dose. Por conseguinte, 91,5% dos inquiridos tomaram um número adequado de doses de SP.

A recomendação da OMS sublinha que as mulheres grávidas devem receber pelo menos duas doses de SP durante a gravidez. O valor de 25,2% dos inquiridos que receberam apenas duas doses de SP está muito abaixo do objetivo de 80% do PNCM e do RBM. No entanto, 66,36% receberam as três doses, o que também está abaixo do objetivo nacional de pelo menos duas doses de SP.

De acordo com os dados administrativos do distrito de Gushegu, os valores de 2013 para a cobertura de SP são de 24,8%, 44% e 31,2% para IPTp1, 2 e 3 entre as mulheres grávidas registadas. IPTp1 e 2 parecem ser mais elevados do que os encontrados no estudo, exceto para IPTp3.

A abordagem recomendada pela OMS para medir o IPT1, 2 ou 3 consiste em utilizar o número de inscritos, ou seja, o número de mulheres grávidas que frequentam os CPN pela primeira vez durante a sua gravidez mais recente num determinado ano como denominador e o número de mulheres grávidas que recebem uma, duas ou três doses de SP sob observação de um profissional de saúde como numerador. Deste modo, seria incluído no denominador um número de mulheres grávidas que estariam em várias idades gestacionais e que definitivamente não teriam atingido o momento de completar todas as doses de TPI, aumentando a dimensão do denominador.

Um denominador maior do que o esperado faz com que a percentagem de mulheres grávidas que recebem as doses de SP seja menor. Este facto pode ter explicado a cobertura IPT aparentemente mais baixa que está a ser comunicada a nível nacional e global. A utilização do número de mulheres que completaram 36 semanas de gestação como denominador pode aumentar a cobertura do IPTp. (Gifty Antwi, 2009)

A política de cuidados maternos gratuitos, introduzida pelo governo em julho de 2008, pode ter permitido que mais mulheres grávidas frequentassem os CPN. Melhorou a acessibilidade aos cuidados de saúde, uma vez que os serviços de saúde materna são assegurados pelo Regime Nacional de Seguro de Saúde (NHIS).

Esperava-se que as caraterísticas sociodemográficas, como a idade, o nível de escolaridade, o estado civil e o local de residência, estivessem associadas à toma de duas ou mais doses de SP, mas não se verificou que fossem significativamente preditivas do número de doses de SP recebidas pelos inquiridos.

No entanto, o facto de se estar desempregado foi significativamente preditivo da toma de doses inadequadas de SP [OR=4,9, IC95% (1,88-13,14)], o que pode ser atribuído à incapacidade de pagar as tarifas de transporte para a clínica de ANC para o IPTp-SP sem o apoio de um parceiro ou família.

O estudo efectuado na Tanzânia por Marchant T et al em 2008 concluiu que a idade não estava associada à segunda dose de SP. Esperava-se que caraterísticas como o estado civil, o nível de instrução e a profissão estivessem significativamente associadas ao facto de se receberem mais doses de SP, mas não foi o caso.

Marchant T et al também demonstraram no seu estudo que o estado civil, o nível educacional da mulher e o estatuto socioeconómico do agregado familiar não estavam associados a uma segunda dose de SP. Isto foi consistente com estudos anteriores realizados por Mbonye et al, 2004, na Tanzânia, onde não se verificou que os factores individuais ou do cliente estivessem associados

com a administração da segunda dose de SP. Um estudo realizado em 2009 por Gifty Antwi no distrito de Bosomtwi, no Gana, também concluiu que o estatuto sociodemográfico e económico não era preditivo do número de doses de SP recebidas pelas mulheres grávidas.

Um estudo realizado no Quénia também demonstrou que a aceitação da IPTp-SP aumentava com níveis mais elevados de educação formal (Eijla et al, 2002). Os resultados do presente estudo revelaram uma disparidade. O distrito de Gushegu é relativamente rural e a maioria das mulheres não tem educação formal, pelo que os níveis de educação não têm influência na adoção da SP.

Tal como estabelecido a partir dos resultados deste estudo e do Bosomtwi no Gana, bem como na Tanzânia, outros factores, para além dos factores sociodemográficos, devem ser considerados como influências para a adoção de SP.

Após uma avaliação de alguns antecedentes obstétricos e de ANC das inquiridas, que incluíam o número de gravidezes, partos e a sua idade gestacional na primeira consulta de ANC, verificou-se que as primeiras consultas de ANC das mulheres grávidas eram significativamente preditivas da toma de duas ou mais doses de SP neste estudo. Verificou-se que a frequência tardia da primeira consulta de ANC contribui para uma IPTp inadequada (van Eijk et al, 2004).

Um total de 85,41% das inquiridas neste estudo foram ao CPN suficientemente cedo (aos 4 meses de gestação ou antes), o que pode ter contribuído para a elevada utilização adequada da SP. Num estudo realizado no Quénia, em que 45% das mulheres foram ao primeiro ANC no terceiro trimestre, apenas 23,7% receberam duas doses de SP (van Eijk et al, 2004), o que pode ser atribuído ao facto de a maioria das mulheres ter ultrapassado a idade gestacional recomendada para receber SP.

No entanto, as primeiras consultas de ANC precoces podem ser necessárias, mas não suficientes, para aumentar a utilização de SP. As consultas regulares de ANC das mulheres grávidas também são necessárias para influenciar a utilização adequada da SP. Isto deve-se ao facto de, após uma primeira visita precoce, as mulheres grávidas terem de manter as consultas de ANC para receberem as três doses de SP. Um estudo efectuado por Gifty Antwi no distrito de Bosomtwi, no Gana, encontrou uma disparidade: a idade gestacional na primeira consulta de ANC não estava significativamente associada às doses de SP tomadas. Este facto pode dever-se à natureza urbana da área de estudo, às actividades comerciais e à distância que podem ter impedido as mulheres de irem às primeiras consultas, mas que acabaram por chegar ao ANC para receberem doses adequadas de SP, uma vez que é provável que se trate de uma população mais informada do que a de Gushegu.

Do estudo, uma percentagem elevada de 78,78% dos inquiridos fez quatro ou mais visitas ao ANC com um número médio de presenças no ANC de 5 (Desvio Padrão, SD=2,2). Este número está em conformidade com as recomendações da OMS. Se forem efectuadas pelo menos três consultas após as 16 semanas de gestação, as probabilidades de as mulheres grávidas receberem pelo menos duas doses de SP são elevadas.

A partir dos resultados do estudo, as mulheres que têm uma primeira gravidez (grávidas únicas) estão significativamente associadas à toma de uma dose inadequada de SP. No estudo efectuado em Bosomtwi, no Gana, a paridade também foi associada à toma da dose de SP. Uma experiência de malária durante a gravidez entre as mulheres que já estiveram grávidas pode influenciá-las a tomar uma dose adequada de SP em comparação com as primogénitas.

Os níveis de educação dos inquiridos são geralmente baixos. A maioria dos inquiridos não tem educação formal, o que parece estar relacionado com o baixo nível de conhecimentos sobre a malária e o IPTp entre eles.

No entanto, este estudo concluiu que os conhecimentos sobre a malária e o IPTp não estão significativamente associados à toma de duas ou mais doses de SP. A maioria dos inquiridos não tem educação formal e, por conseguinte, é analfabeta. Entre os factores que influenciam a utilização do IPTp, os factores relacionados com as instalações de ANC e com o pessoal de saúde também são críticos e requerem discussão.

As palestras sobre saúde no ANC durante os dias de clínica, às quais 87,2% dos inquiridos confirmaram ter assistido, podem ter-lhes transmitido a necessidade de visitas, mas sem ênfase no conhecimento da malária e do IPTp. O programa de palestras sobre saúde para o trimestre na altura do estudo incluía a malária na gravidez, mas não o IPTp.

As conclusões de Nganda et al., em 2004, na Tanzânia, indicaram que a participação em sessões de educação para a saúde na clínica de saúde materna era o único fator determinante para a utilização de IPTp-SP entre as mulheres grávidas. No presente estudo, 87,2% dos inquiridos confirmaram ter assistido a sessões de informação sobre saúde na unidade sanitária. Este facto pode ter sido determinante para a realização das visitas necessárias e para a administração de duas ou mais doses de SP, tal como se verificou na Tanzânia.

Neste estudo, não foi visto qualquer cartaz sobre o programa IPTp nas paredes das instalações. Assim, a oportunidade de educar mais os inquiridos através de cartazes não estava presente, apesar de ser exigida pelo programa IPTp. Num estudo realizado por Marchant et'al, 2008, na Tanzânia, 50% das instalações visitadas apresentavam cartazes que explicavam o objetivo e os benefícios do IPTp. Este facto aponta para uma fraca utilização dos cartazes como meio de educação para a saúde.

A disponibilidade de SP e de água limpa e segura, bem como o empenho dos profissionais de saúde em observar todas as mulheres grávidas a engolir SP nos CPN, é o que é necessário para garantir o TDO, tal como recomendado nas diretrizes para o IPTp.

Neste distrito, a disponibilidade de água não parecia ser um problema de todo. A água estava sempre disponível gratuitamente ou à venda em saquetas, quer nos CPNs quer nas proximidades da unidade de saúde, pelo que, se a SP estivesse disponível, as mulheres grávidas podiam engolir os comprimidos sob observação nos CPNs.

A SP não estava em stock na altura do estudo. O ANC confirmou a falta ocasional de stock de SP nas instalações. A utilização da SP poderia ter sido melhor se não houvesse rupturas de stock. Se as rupturas de stock coincidissem com a frequência de ANC de algumas mulheres grávidas, poderia ter interrompido a dosagem de SP para elas. A SP já não é fornecida gratuitamente pelo NMCP, mas tem de ser comprada nos armazéns médicos regionais e paga pelo National Health Insurance Scheme (NHIS).

Este facto pode comprometer o aumento da participação das mulheres grávidas nos CPN que esta política de cuidados de saúde materna gratuitos pretende alcançar, se os medicamentos não puderem ser adquiridos.

Os funcionários dos CNA estão muito empenhados na prática do TDO. A prática do TDO é admitida pelos inquiridos. Um total de 99,4% dos inquiridos referiu ter tomado os medicamentos na clínica e 96,7% admitiu ter sido supervisionado para tomar a SP. Todos os funcionários entrevistados admitiram ter observado as suas utentes a engolir SP no ANC. Estas conclusões são muito encorajadoras e podem contribuir para melhorar a utilização da SP no distrito.

A eficácia e o conteúdo das palestras sobre saúde dadas nos CPN e o cumprimento das diretrizes da política IPTp dependem dos conhecimentos e da formação do pessoal dos CPN em IPTp. Apenas 2 dos 6 funcionários têm formação formal em IPTp e apenas 1 recebeu formação no ano anterior ao estudo. O nível de conhecimentos do pessoal dos CPN era satisfatório, embora não existissem manuais de formação ou diretrizes políticas sobre o IPTp.

Num inquérito transversal de base comunitária realizado por Ouma et al (2005) no Quénia, entre uma amostra aleatória simples de mulheres que tinham dado à luz recentemente, em abril de 2005, foram entrevistados os profissionais de saúde das clínicas pré-natais (ANC) em Asembo e Gem. Em Asembo, a cobertura de SP aumentou de 19% em 2002 para 61% em 2005 para pelo menos uma dose e de 7% para 17% para duas doses de SP. Em Gem, a cobertura aumentou de 17% para 28% e de 7% para 11%, respetivamente. A formação formal e a reciclagem dos profissionais de saúde têm, por conseguinte, o potencial de melhorar a utilização do IPTp.

A frequência de ANC aumentou devido aos serviços gratuitos de cuidados de saúde materna no Gana desde julho de 2008. O aumento da carga de trabalho devido à afluência esmagadora e à insuficiência de pessoal, conforme admitido pelo diretor do estabelecimento, pode levar à frustração do pessoal, resultando em atitudes negativas.

O NMCP do Gana observou que a baixa adesão ao IPT2 e ao IPT3 se deve, em parte, às atitudes negativas dos profissionais de saúde, especialmente em relação às mulheres grávidas que se apresentam tardiamente para os cuidados pré-natais (NMCP, 2007). Os resultados deste estudo indicam que um total de 79% dos inquiridos admitiu que os funcionários dos CPN são atenciosos, o que pode influenciar a elevada frequência das consultas de CPN. Apenas 5,78% dos inquiridos admitiram que os funcionários dos CPN gritam com as utentes.

Num estudo realizado no distrito de Ejisu Juabeng, no Gana, em 2010, por Smith et al, as mães lactantes entrevistadas disseram que a atitude calorosa das parteiras as encorajava a regressar para repetir as consultas de ANC. Os resultados do estudo no distrito de Ejisu Juabeng podem ser semelhantes aos deste estudo. A atitude carinhosa do pessoal dos CPN, como admitido por 79% dos inquiridos, pode ter influenciado as suas visitas frequentes aos CPN.

Para que a aplicação da política IPTp seja bem sucedida, é necessário um controlo e uma supervisão internos e externos.

A monitorização e a supervisão continuaram, como revelam os resultados do estudo. Todos os 6 funcionários de ANC admitiram que houve supervisão e monitorização no último ano e 4 de 6 disseram que houve uma visita de supervisão para IPTp uma vez no ano passado por uma equipa externa.

Estas actividades de monitorização e supervisão podem contribuir para um elevado empenho do pessoal de saúde no programa, levando a uma elevada utilização do IPTp. A consciencialização geral sobre a malária e a sua prevenção pode resultar na utilização de outros métodos de prevenção da malária. O IPTp e os MTI são os dois principais métodos recomendados pela OMS para a prevenção da malária entre as mulheres grávidas. A utilização de MTI é relevante e deve ser combinada com o IPTp pelas mulheres grávidas.

A partir dos resultados do estudo, verificou-se que um nível elevado de conhecimentos sobre a malária não influencia a posse de MTI entre os inquiridos. Apenas 13,48% dos inquiridos com um conhecimento muito bom da malária possuem MTI e 86,5% com um conhecimento muito bom da malária não possuem MTI. No total, 77% (a maioria) dos inquiridos não possuem MTI, mas os poucos (23,0%) que os possuem, 72% utilizam-nos. Assim, pode concluir-se que a utilização de MTI é influenciada pelo acesso das mulheres grávidas aos mesmos.

Nganda RY et' al 2004, num estudo realizado no hospital distrital de Kibaha, na Tanzânia, verificou que o nível de conhecimentos sobre a malária previa a utilização de MTI {OR 2,3, 95% CI (1,1- 4,9)}. Este estudo realizado no distrito de Gushegu, no Gana, apresenta resultados estatisticamente diferentes dos encontrados por Nganda RY et'al. Esta disparidade pode dever-se à falta de acesso a MTIs em Gushegu, pelo que o conhecimento não é suficiente para a utilização de MTIs.

Os inquiridos referem efeitos secundários e infeção por malária após a utilização de SP numa gravidez recente. Estes não estão significativamente associados ao número de doses de SP recebidas, embora as experiências insatisfatórias possam levar a percepções negativas sobre a IPTp-SP entre as mulheres grávidas. Este estudo não investigou as percepções relacionadas com a utilização do IPTp-SP pelos inquiridos

No entanto, um estudo realizado no Uganda por *Mbonye AK et al., 2006,* utilizou um estudo exploratório para avaliar as percepções sobre a SP no distrito de Mukono, Uganda. Os resultados do estudo mostraram que a SP é considerada um medicamento eficaz que cura a malária rapidamente. No entanto, existem percepções negativas relacionadas com a sua utilização na gravidez, a SP também foi considerada um medicamento eficaz para a malária. No entanto, existem percepções negativas relacionadas com a sua utilização durante a gravidez. Pensa-se que a SP é forte e enfraquece as mulheres grávidas, provoca abortos e anomalias fetais. Existe também a perceção de que recorrer primeiro à SP para o tratamento da malária pode levar ao desenvolvimento de resistência aos medicamentos. No entanto, o estudo não indica a associação entre os níveis de escolaridade dos inquiridos e as percepções negativas da SP.

CONCLUSÃO E RECOMENDAÇÃO

CONCLUSÃO

A utilização de SP com base no estudo mostra uma utilização de 25,2% de pelo menos duas doses. Especificamente, 25,2% tomaram apenas duas doses, 66,4% três doses e apenas 7,9% tomaram apenas uma dose. A maioria (92,1%) dos inquiridos tomou a dose adequada de IPTp-SP.

As primeiras visitas precoces das mulheres grávidas ao ANC e as visitas frequentes aumentam significativamente a toma de pelo menos duas doses (adequadas). As mulheres que efectuam as primeiras consultas de ANC tardiamente têm maior probabilidade de receber uma dose inadequada de SP.

As mulheres que estavam grávidas pela primeira vez tinham uma probabilidade significativamente maior de não tomarem a IPTp-SP de forma adequada, o que pode dever-se à ingenuidade ou ao medo. As mulheres desempregadas tinham uma probabilidade significativamente maior de não tomarem uma dose adequada de IPTp-SP.

O número médio de consultas de ANC foi de 5, o que excede as normas da OMS. A idade gestacional média das inquiridas que tomaram uma dose adequada de SP foi de 4 anos e a das que tomaram uma dose inadequada foi de 6 anos, pelo que houve tempo suficiente para que a maioria das mulheres recebesse IPTp adequado.

O fornecimento irregular de SP constitui uma limitação ao acesso e pode ter sido o principal fator que impediu a sua utilização. A IPTp-SP não esteve disponível nalguns períodos do ano anterior à investigação, o que pode ter influenciado a utilização do medicamento em geral.

O pacote de maternidade gratuito do NHIS tem sido útil, uma vez que ajudou a reduzir, se não mesmo a eliminar, o estrangulamento do acesso aos cuidados de saúde por parte das mulheres grávidas devido a um estatuto socioeconómico deficiente, o que contribuiu para uma elevada frequência de ANC.

Os conhecimentos do pessoal dos CPN eram satisfatórios e a sua atitude foi relatada e observada como sendo também boa, com palestras de rotina sobre saúde. O empenhamento do pessoal dos CPN no DOT foi satisfatório. Estes factores tendem a influenciar a frequência das consultas e a sensibilização das mulheres grávidas. A consciencialização das mulheres grávidas pode não ser necessariamente específica dos conhecimentos sobre a malária ou o IPTp, mas sim da necessidade de comparecer precoce e regularmente nos CPN.

Não há formação regular dos profissionais de saúde em IPTp. A capacidade do pessoal é considerada inadequada e não existem cartazes sobre o IPTp nas instalações.

A maioria (77%) dos inquiridos não possui MTIs, o que indica uma fraca cobertura de MTIs no distrito. No entanto, 72% dos inquiridos que os possuem dormiram com eles na noite anterior. O acesso aos MTI é, portanto, um problema que precisa de ser resolvido, uma vez que a utilização é encorajadora.

RECOMENDAÇÃO

Com base nos resultados deste estudo e nas conclusões tiradas, podem ser feitas várias recomendações para a melhoria da utilização da SP e para a implementação bem sucedida do programa IPTp no distrito de Gushegu.

O PNCM deve investigar formas de encorajar a comparência precoce aos CPN. Os métodos que podem ser considerados para aumentar a frequência precoce e frequente dos CPN são as visitas de rotina planeadas às comunidades do distrito e a utilização de voluntários formados na comunidade para registar as mulheres grávidas e administrar a SP nas comunidades. As mulheres que estão grávidas pela primeira vez devem ser visadas, uma vez que podem ter maior probabilidade de tomar uma dose inadequada de SP.

Para chegar mais longe junto das utentes, a RCH deve implorar a utilização de cartazes nas línguas locais para ajudar a educar e a lembrar as utentes da necessidade de uma frequência precoce e regular dos CPN.

A orientação política das conclusões sobre os factores que podem levar a percepções negativas da SP entre as mulheres grávidas é o desenvolvimento de um pacote de promoção da saúde para educar as mulheres grávidas sobre os equívocos relativos à força da SP e explicar os seus benefícios e efeitos secundários. A IPTp-SP deve tornar-se uma componente integral de qualquer conversa de saúde sobre a malária na gravidez (MIP) pela unidade de RCH. O pessoal existente deve receber regularmente nova formação e todos os novos funcionários da unidade de RCH devem ser orientados e formados em IPTp utilizando o manual de formação do NRHD e a nível distrital. Nas acções de formação, deve ser dada ênfase à boa atitude do pessoal em relação aos utentes

A Direção Distrital de Saúde, em colaboração com a Assembleia Distrital, deve contratar mais pessoal de ANC para o distrito. Isto ajudará a reduzir o tempo de espera dos utentes para encorajar a assiduidade e reduzir a carga de trabalho do pessoal para evitar pressões e frustrações que podem levar a atitudes negativas do pessoal.

Os resultados do estudo revelaram uma cobertura bastante baixa de MTI entre os inquiridos. Deve ser efectuada uma investigação sobre o facto de as mulheres grávidas não receberem os MTI. O GDHD, em colaboração com o NRHD e os NMCPs, deve planear um exercício de distribuição maciça de MTIs no distrito. Deve-se garantir que os MTIs cheguem à população-alvo.

As actividades do programa IPTp devem ser monitorizadas e supervisionadas com maior regularidade pelas DHMTs e RHDs. As DHMTs devem estabelecer objectivos para a cobertura de SP anualmente e ser avaliadas interna e externamente.

A política de cuidados maternos gratuitos deve ser mantida com uma publicidade intensa por parte do NHIS em todo o distrito, de modo a continuar a reduzir o estatuto socioeconómico pobre como um obstáculo ao acesso aos cuidados de saúde.

As rupturas de stock da SP nos armazéns regionais influenciam a sua disponibilidade no distrito para ser consumida pelas mulheres grávidas. As Equipas Distritais de Gestão da Saúde (DHMT) devem criar um fundo com o apoio da Assembleia Distrital para comprar SP nos mercados abertos durante os períodos de rutura de stock nas lojas regionais. Isto ajudará a evitar interrupções na absorção pelos utentes.

Com base nas conclusões deste estudo, se estas medidas forem tomadas, estou otimista quanto ao facto de a cobertura do IPTp e dos MTI aumentar nas zonas rurais do norte do Gana, o que conduzirá a uma redução da malária na gravidez e a um impacto de redução da mortalidade materna, das mortes perinatais e do peso global da malária.

REFERÊNCIAS

Relatório sobre a saúde no mundo (2002): reduzir os riscos, promover uma vida saudável. Genebra, Organização Mundial de Saúde, (2002)

Malaria.com (2011). http://www.malaria.com/overview/malaria-symptoms-causas

Ficha informativa sobre a malária, 2010. OMS. http://bodyandhealth.canada. com/channel

CDCs Malaria program (2010). http ://www. cdc.gov/MALARIA/

Joane HM Van Spronsen,Tom A J Schneider, S. Atasige (2012).Malária placentária e a relação com o resultado da gravidez no Hospital Distrital de Gushegu, no norte do Gana.Trop. Doct.Vol.42 no.2 80-84

Lindsay S, Ansell J, Selman C, Cox V, Hamilton K, Walraven G.(2000) Effect of pregnancy on exposure to malaria mosquitoes.Lancet. 2000; 355(9219):

Van Eijk AM, Ayisi JG, ter Kuile FO, Otieno JA, Misore AO, Odondi JO, Rosen DH,

Kager PA, Steketee RW, Nahlen BL (2004). Eficácia do tratamento preventivo intermitente com sulfadoxina-pirimetamina para o controlo da malária na gravidez na região ocidental do Quénia: um estudo de base hospitalar. Instituto de Investigação Médica do Quénia, Centro de Investigação em Biologia e Controlo de Vectores, Kisumu, Quénia. avaneijk@kisian.mimcom.net. In Trop Med Int Health. 2004 Mar; 9(3):351-60.

OMS: *Relatório mundial sobre a malária 2011*. Genebra: Organização Mundial da Saúde; 2011.

Fazer Recuar o Paludismo/OMS. A Declaração de Abuja e o Plano de Ação. Um extrato da cimeira africana sobre Fazer Recuar o Paludismo, Abuja, 25 de abril de 2000. Genebra, OMS, 2000 (WHO/CDS/RBM/2000.1;)

Steketee RW, Nahlen BL, Parise M, Menendez C. O fardo da malária na gravidez em zonas onde a malária é endémica. AM J Trop Med Hyg. 2001; 64(1-2suppl): 28-35 Steketee RW, Wirima JJ e Campbell CC. Desenvolvimento de estratégias eficazes para a malária programas de prevenção para mulheres africanas grávidas. AM J Trop Med Hyg. 1996;55(1 suppl): 95-100

GHS/NMCP/JHPIEGO/GLOBAL FUND, 2005. Tratamento preventivo intermitente de Malária na gravidez: Manual de formação para profissionais de saúde. Guia do participante. maio, 2006

Iniciativa dos Presidentes contra a Malária 2008. Plano Operacional da Malária - Ano 2 (AF09) (http: //www.fightingmalaria. gov/countries/mops/ghana_mop.fy09. pdf)

Organização Mundial de Saúde. Resolução WHA58.2. Controlo da malária. Genebra, 2005. 58ª edição
Assembleia Mundial da Saúde. 23 de maio de 2005.
(http://www.who.int/gb/ebwha/pdf_files/WHA58/WHA58_2-en.pdf).
Organização Mundial de Saúde. Quadro estratégico para a prevenção e controlo do paludismo durante a gravidez na região africana. Brazaville, República do Congo: Gabinete Regional para África, OMS, 2004. AFR/MAL/04/01
Política revista de medicamentos anti-malária para o Gana. Ministério da Saúde. junho de 2007.
Perfil do país, Iniciativa Presidencial contra a Malária (PMI), abril de 2013
Fazer Recuar a Malária. Malária na Arménia, 2002. (www.malaria.am)
Anders K, Marchant T, Chambo P, Mapunda P e Reyburn H. Timing of intermittent
tratamento preventivo da malária durante a gravidez e implicações da política atual
sobre a adoção precoce no nordeste da Tanzânia Malaria Journal. 2008; 7: 79.
Brentlinger P E , Dgedge M, Chadreque Correia M A, Blanco Rojas A J, Saute F,Gimbel-Sherr K H, Stubbs A B, Mercer M A, Gloyd S. Tratamento preventivo intermitente
de malária durante a gravidez no centro de Moçambique. Boletim da Organização Mundial de Saúde, 2007. 85(11): 821-900
Eijla AM, Ayisi GJ, ter Kuile FO. Implementação do TPI com SP para o controlo da malária
em Kisumu, Quénia. Jornal da Malária 2002, 265-266
Hill J e Kazembe P. Atingir o objetivo de Abuja para o tratamento preventivo intermitente
da malária na gravidez em mulheres africanas: análise dos progressos e desafios operacionais. Medicina Tropical e Saúde Internacional, 2006. 11(4):409-418
Holtz T H, Kachur S P, Roberts J M, Marum L H, Mkandala C, Chizani N, Macheso A,
Parise M E: Utilização de serviços de cuidados pré-natais e tratamento preventivo intermitente da malária entre mulheres grávidas no distrito de Blantyre, Malavi.
Tropical Medicine & International Health 2004, 9:77-82.
http://www.cdc.gov/malaria/pdf/one_pager_MIP_policy.pdf
Marchant T, Nathan R, Jones C, Mponda H, Bruce J, Sedekia Y, Schellenberg J, Mshinda H, e Hanson K. Influências a nível individual, das instalações e das políticas sobre a
Estimativas de cobertura do tratamento preventivo intermitente da malária na gravidez na Tanzânia. Malar J. 2008; 7: 260
Mbonye AK, Neema S, Magnussen P. Percepções sobre a utilização de sulfadoxina-pirimetamina

na gravidez e as implicações políticas para o controlo da malária no Uganda. Política de saúde.
2006 Ago;77(3):279-89.
Mpungu S K. e Mufubenga P. Utilização de cuidados pré-natais, serviços de maternidade e cuidados intermitentes
tratamento presuntivo e mosquiteiros tratados com inseticida por mulheres grávidas em Luwero
distrito, Uganda. Jornal da Malária 2008, 7(1):44
Mubyazi G, Bloch P, Kamugisha M, Kitua A, Ijumba J. Tratamento preventivo intermitente
da malária durante a gravidez: um estudo qualitativo dos conhecimentos, atitudes e práticas de
gestores distritais de saúde, pessoal de cuidados pré-natais e mulheres grávidas no distrito de Korogwe,
Nordeste da Tanzânia. Malar J. 2005 Jul 20;4:31.
Nankwanga H A, Gorette N. Adesão ao tratamento preventivo intermitente da malária
na gravidez. Jornal Africano de Obstetrícia e Saúde da Mulher 2008. 2:131-141
Newman R. D, Robalo M, Quakyi I. Malária durante a gravidez: Epidemiologia, Atualidade
estratégias preventivas e direcções futuras. Doenças Infecciosas Emergentes. novembro,
2004
Nganda RY, Drakeley C, Reyburn H, Marchant T. O conhecimento da malária influencia a
utilização de redes mosquiteiras tratadas com inseticida mas não tratamento presuntivo intermitente por mulheres grávidas na Tanzânia. Malar J. 2004 Nov 12;3:42
Olliaro P L, Delenne H, Cisse M, Badiane M, Olliaro A, Vaillant M, e Brasseur P.
Implementação do tratamento preventivo intermitente na gravidez com sulfadoxina/pirimetamina (IPTp-SP) num centro de saúde distrital na zona rural do Senegal. Malar J. 2008; 7: 234.
Plano Estratégico para o Controlo da Malária no Gana 2008-2015, junho de 2008
Tarimo SD. Avaliação da prevalência da malária e da anemia na gravidez e na
factores que influenciam a aceitação da terapia preventiva intermitente com sulfadoxina-pirimetamina
no distrito de Kibaha, Tanzânia. East Afr J Public Health. 2007;4:80-83.
van Eijk AM, Ayisi JG, ter Kuile FO, Slutsker L, Otieno JA, Misore AO, Odondi JO,
Rosen DH, Kager PA, Steketee RW, Nahlen BL. Implementation of intermittent preventive treatment with sulphadoxine-pyrimethamine for

control of malaria in pregnancy in Kisumu, western Kenya. Trop Med Int Health 2004 May;9(5):630-7.

. Organização Mundial de Saúde-Relatório Global sobre a Malária. 2008

. Organização Mundial de Saúde. Resolução WHA58.2. Controlo da malária. Genebra, 2005. 58ª edição Assembleia Mundial da Saúde. 23 de maio de 2005. (http://www.who.int/gb/ebwha/pdf_files/WHA58/WHA58_2-en.pdf).

Drs. Paola Marchesini e Jane Crawley (2004) Reducing the burden of malaria in pregnancy, Roll Back Malaria Department, Organização Mundial de Saúde, Genebra (2004).

Lena Hommerich, Christa Von Oertzen, George Bedu-Addo, Ville Holmberg, Patrick A. Acquah, Teunis A. Eggelet, Ulrich Bienzle, Frank Mockenhaupt (2007).Declínio da malária placentária no sul do Gana após a implementação do tratamento preventivo intermitente na gravidez.Malaria Journal 6:144.

Carol Gamble, Paul J. Ekwaru, Paul Garner, Feiko O. ter Kuile (2007), Insecticide-Treated Nets for the Prevention of Malaria in Pregnancy: A Systematic Review of Randomized Controlled Trials. Em PLoS Medicine, março de 2007 | Volume 4 | Número 3 | e107.

Menendez C, D'Alessandro U, ter Kuile FO. (2007). Reduzir o peso da malária na gravidez através de estratégias preventivas. In Lancet Infect Diseases - Vol. 7, Issue 2, fevereiro de 2007, Páginas 126-35. Centro de Saúde Internacional, Hospital Clinic/Barcelona University, Barcelona, Espanha.

Crawley J, Hill J, Yartey J, Robalo M, Serufilira A, Ba-Nguz A, Roman E, Palmer A, Asamoa K, Steketee R. (2007) From evidence to action? Challenges to policy change and programme delivery for malaria in pregnancy. In Lancet Infect Dis. 2007 Feb;7(2):145-55.

Valerie Briand, Gilles Cottrell, Achille Massougbodji, Michel Cot.(2007).Tratamento preventivo intermitente para a prevenção do paludismo durante a gravidez em zonas de elevada transmissão. In Malar J. 2007, 6:160

. Bleakley, Hoyt. (2010). Erradicação da malária nas Américas: Uma análise retrospetiva da exposição na infância. Jornal Económico Americano: Economia Aplicada 2(2): 1-45.

. Cohen, Jessica e Pascaline Dupas. (2007). Distribuição gratuita ou partilha de custos: Evidência de uma experiência aleatória de prevenção da malária (PDF). Global Economy and Development Working Paper 11. Washington, DC: Instituto Brookings.

. P. O. Ouma1, A. M. Van Eijk, M. J. Hamel1, E. Sikuku, F. Odhiambo, K. Munguti, J. G. Ayisi, P. A. Kager e L. Slutsker.(2007). The effect of health care worker training on the use of intermittent preventive treatment for malaria in pregnancy in rural western Kenya In Tropical Medicine and International Health, volume 12 no 8 pp 953-961 August

APÊNDICE

Anexo 1: QUESTIONÁRIO AO CLIENTE

FACTORES QUE INFLUENCIAM A UTILIZAÇÃO ADEQUADA DO TRATAMENTO PREVENTIVO INTERMITENTE DURANTE A GRAVIDEZ NAS ZONAS RURAIS DO NORTE DO GANA-DISTRITO DE GUSHEGU

QUESTIONÁRIO - Dados baseados nos clientes

Data: .... Número de série: ....

Secção A. Dados sociodemográficos

1. Idade -----
2. Religião
(1) Cristianismo (2) Islão (3) Tradicional (4) Outros (especificar)
3. Profissão? ....
4. Estado civil:
1. Viver com um parceiro2   .Viver sem um parceiro
5. Etnia:
   1. Dagbani 2. Fulani 3. Kokomba 4. Outros
6. Local de residência:
1. Na capital do distrito 2. Fora da capital de distrito
7. Nível de escolaridade:
1. Primário 2. Secundário 3. Superior 4   . Outros, por exemplo, escola corânica
8. Ocupação do marido ....

SECÇÃO B (História obstétrica)

9. Qual é a sua idade gestacional atual? ....
10. Quantos partos já teve? ....
11. Quantas gravidezes já teve? ....

SECÇÃO C (Conhecimentos sobre o paludismo nas mulheres grávidas)

12. O que é a malária?............................
     ....
     ....

13. Como é que a malária é transmitida ....
(a) Picadas de mosquito (b) Moscas domésticas (c) Térmitas   (d) Baratas
(e) Outros, especificar ....
14. O que é que favorece a transmissão do paludismo?............................
   (a) Ambiente sujo.   1. Sim2   . Não 3. Não sei
   (b) Casas limpas1   . Sim 2. Não 3. Não sei
   (c) Casas mal ventiladas e mal iluminadas1   . Sim 2. Não 3. Não sei
15. Os efeitos da malária na gravidez incluem
   (a) Anemia materna1   .Sim2   .   Não3 .
Não sabe
   (b) Parto normal1   .Sim2   .   Não3 .
Não sei
   (c) Morte materna1   .Sim2   .   Não3 .
Não sabe
   (d) Baixo peso do bebé à nascença1   .Sim2   .   Não3 .

Não sei

SECÇÃO E (Utilização de meios pré-natais pelas mulheres grávidas e atitude do pessoal pré-natal)

16. Em que idade da sua gravidez começou a visitar a clínica de ANC

17. Quantas visitas fez ao ANC durante a gravidez? 1. 1 2. 2 3.3

18. O preço do transporte foi um obstáculo à realização das suas consultas? 1. Sim 2. Não

19. Os enfermeiros de saúde dão palestras sobre a malária? ....

20. Como classificaria a atitude do pessoal do ANC na sua clínica?

(1) Atencioso1	. Sim2	. Não3	. Média
(2) Sempre educado1	. Sim2	. Não3	. Média
(3) Cuida bem de nós1	. Sim2	. Não3	. Média
(4) Gritam sempre connosco1	. Sim 2. Não 3. Média		

    (5) Qualquer outro, especificar ....

SECÇÃO F (Conhecimentos sobre a IPTp)

21. Já ouviu falar da Terapia Preventiva Intermitente (TPI)?
    1. Sim 2. Não

22. A Terapia Preventiva Intermitente pode ser administrada a?
    a).Homens b). Bebés c). Mulheres grávidas d). Não sei.

23. Quantos comprimidos do medicamento IPT estão a ser utilizados de uma só vez como dose?
    1. 1 comprimido 2. 2 comprimidos 3. 3 comprimidos 4. 4 comprimidos 5. 5 comprimidos

24. Quando é que as doses de IPT são recomendadas para serem utilizadas durante a gravidez?
    1. 1º- 3º meses 2. 4th - 6º meses 3. 7th - 9º meses 4. 2º- 4º meses

SECÇÃO G (Utilização da IPTp)

25. Tomou o IPTp em cada consulta?
    1. Sim 2.Não

26. Quantos comprimidos lhe estavam a ser dados?.........................

27. Onde é que o utilizou?
    1. Início 2. na clínica 3. fora da clínica

28. Quando o utilizou, estava a ser supervisionado pelo pessoal do ANC?
    1. Sim 2. Não

29. Gosta de tomar os medicamentos na clínica?
    1. Sim 2. Não

30. Há alguma altura em que não tenha tomado os medicamentos que lhe foram dados na clínica?
    1. Sim 2. Não

31. Houve alguma altura em que teve medo de alguma complicação durante a gravidez e por isso não utilizou o medicamento?
    1. Sim 2. Não

32. Houve alguma altura em que utilizou o TPI durante a gravidez e mesmo assim teve malária?
1. Sim 2. Não

33. Após a utilização do IPT, houve algum efeito secundário?
   1. Sim 2. Não
34. Dorme todas as noites com uma rede tratada com inseticida?
   1. Sim 2. Não
35.   Qualquer outra recomendação para a prevenção da malária durante a gravidez

....

36.   O que é que sugere para melhorar a utilização do TPI nas clínicas?........
Apêndice 2:   QUESTIONÁRIO PARA O PESSOAL DA ANC
Nome da instalação ....
Subdistrito...
Tipo de estabelecimento de saúde ....

SECTION 1: INFORMAÇÕES GERAIS
Idade: Sexo: Masculino Feminino
Categoria de pessoal: Parteira Enfermeira geral Enfermeira assistente
Outro, especificar...
Designação: Chefe da unidade de Estado-Maior
Se for chefe de unidade, responder de a a d:
a. Número total de efectivos do serviço de ANC
b. Número total de Registantes atendidos no ano passado
c. Número total de assistentes atendidos no ano passado
d. Posição do chefe do ANC ....

SECTION 2: CONHECIMENTOS SOBRE O IPTp
Assinale a opção correta
1. O que é o tratamento preventivo intermitente da malária na gravidez (IPTp)?
Administrar semanalmente doses curativas de um medicamento eficaz contra a malária durante a gravidez ( )
Administração de doses curativas de um medicamento antimalárico eficaz a intervalos predefinidos durante a gravidez ( )
A injeção de artesunato numa mulher grávida com malária ( )
Administração de tratamento combinado com artesunato (ACT) a mulheres grávidas afectadas pela malária ( )
Não sabe ( )
2. Que medicamentos são recomendados para a utilização do IPTp no Gana?
Cloroquina ( ) Artesunato- amodiaquina ( ) Fansidar (SP) ( ) Lumether ( ) Não sabe ( )
3. Quando é que se deve iniciar o IPTp durante a gravidez?
No primeiro trimestre ( ) No meio do segundo trimestre ( ) No terceiro trimestre ( )
Com 16 semanas de gestação ou após a prenhez ( ) Não sabe ( )
4. A partir de que período de gestação é que a IPTp não deve ser administrada durante a gravidez?
32 semanas ( ) 34 semanas ( ) 36 semanas ( ) 38-40 semanas ( ) Não sabe ( )
5. Porque é que não se deve dar o medicamento no início da gravidez?
Provoca vómitos na mulher ( ) Pode ter um efeito negativo no feto ( ) Provoca enjoos na mulher ( ) Provoca anemia na mulher ( ) Não sabe ( )

6. Quantas vezes durante a gravidez é recomendada a administração de IPT no Gana?
Uma vez ( ) Duas vezes ( ) Três vezes ( ) Quatro vezes ( ) Cinco vezes ( ) Não sabe ( )
7. Em que intervalo é recomendada a administração de IPT?
Mensalmente ( ) Quinzenalmente ( ) De três em três meses ( ) Semanalmente ( ) Não
sabe ( ) (*Por favor, faça um círculo à volta da opção correta: T= verdadeiro, F= falso
D.K= Não sabe*)
8. Quais são alguns dos efeitos secundários conhecidos do tratamento com o
medicamento IPT?
Erupção cutânea (T F D.K)
Vómitos (T F D.K)
Náuseas (T F D.K)
9. A que mulher grávida não daria SP?
Alérgico a medicamentos à base de enxofre (T F D.K)
Um no primeiro trimestre (T F D.K)
Uma pessoa que recebeu SP há menos de um mês (T F D.K)
10. Que conselho deve ser dado a uma mulher grávida que não pode tomar o
medicamento IPTp?
Dormir sob uma rede mosquiteira tratada com inseticida (T F D.K)
Usar vestuário de proteção, especialmente durante a noite (T F D.K)
Utilizar repelente de mosquitos (T F D.K)
11. Quais são alguns dos benefícios da IPTp?
Reduz a incidência de bebés com baixo peso à nascença (T F D.K)
Reduz a incidência de anemia materna (T F D.K)
Reduz a incidência da mortalidade infantil e materna (T F D.K)
SECTION 3: PRÁTICA DE TDO PARA IPTp NOS ANC
12. Administram IPTp nas vossas instalações? Sim( ) Não ( )
Em caso negativo, saltar as perguntas 13 a 22; em caso afirmativo, continuar.
13. Em caso afirmativo, que medicamento é utilizado para o IPTp no seu
estabelecimento? Cloroquina ( ) Fansidar (SP) ( ) Artesunato-amodiaquina ( )
Lumether ( )
14. Tem o medicamento no ANC? Sim ( ) Não ( )
15. Como é que o medicamento é administrado na vossa clínica?
Dado às grávidas para levarem para casa ( )
Observamos as grávidas a tomar o medicamento na clínica ( )
As receitas são passadas para as grávidas irem buscar à farmácia ( )
As receitas são passadas para as mulheres grávidas irem comprar fora da clínica ( )
Outro, especificar
....
16. Já se esgotou o medicamento para IPTp na sua clínica? Sim ( ) Não ( ) Não sei (
)
17. Em caso afirmativo
a. Quantas vezes no último ano? Uma vez ( ) Duas vezes ( )
Três vezes ( ) mais de 3 vezes ( ) Não sabe ( )
b. O que aconteceu ao programa IPTp?
Suspenso até termos o medicamento ( ) Pediu às mulheres para comprarem SP ( )

Encaminhou as mulheres para outras unidades de saúde ( ) outra, especificar
18. De onde é que normalmente obtêm os medicamentos para o IPTp?
Farmacêutico distrital ( ) Armazéns médicos regionais ( ) Estabelecimento de saúde
no distrito ( ) Não sabe ( ) Outro, especificar...
19. Fornecem água limpa e segura para as mulheres grávidas tomarem o
medicamento IPTp?
Sim ( ) Não ( )
20. Se não, como é que as mulheres vão buscar água para os medicamentos?
Comprar água na clínica ( ) Trazer água de casa ( )
Ir buscar água à torneira ( ) Comprar água no exterior da unidade ( )
outro, especificar...
21. Alguma das mulheres grávidas referiu efeitos secundários? Sim ( ) Não ( )
22. Em caso afirmativo, o que foi comunicado?
Náuseas ( ) vómitos ( ) Diarreia ( ) erupção cutânea ( )
Outro, especificar...
23. O que é que acontece se uma mulher grávida for aos CPN antes da data em que o
IPTp deveria ser iniciado?
É-lhe pedido que se vá embora e que volte dentro de um mês, sendo então iniciada a
IPTp ( )
É-lhe pedido que se vá embora e que volte no início da gravidez ou às 16 semanas
para iniciar a IPTp ( )
Ela é encorajada a frequentar o ANC regularmente ( )
É-lhe administrada SP para tomar em casa quando tiver 16 semanas ou no momento
da aceleração ( )
Outro, especificar...
SECTION 4: FORMAÇÃO NO IPTp
24. Já teve alguma formação em IPTp? Sim ( ) Não ( )
25. Em caso afirmativo, foi
a. por formação em serviço? Sim ( ) Não ( )
b. participando num workshop? Sim ( ) Não ( )
26. Quantas vezes, nos últimos doze meses, recebeu formação em IPTp?
Nenhum ( ) Uma vez ( ) Duas vezes ( )
Mais de duas vezes ( ) Não me lembro ( )
SECTION 5: supervisão e controlo do programa iptp
27. Recebeu alguma visita de supervisão/monitorização na sua unidade no ano
passado?
Sim ( ) Não ( )
28. No ano passado, teve alguma visita de supervisão/monitorização para o IPTp?
Sim ( ) Não ( )
29. Em caso afirmativo, quantas vezes durante o último ano foram efectuadas visitas
de controlo/supervisão para
IPTp? Uma vez ( ) Duas vezes ( ) Mais de duas vezes ( ) Não sabe ( )
30. Quem fez o acompanhamento/supervisão?
Equipa externa ( ) Equipa interna - DHMT ( ) Ambos ( ) Não sabe ( )
(GIFTY ANTWI, 2009)

APÊNDICE 3:   LISTA DE CONTROLO PARA A OBSERVAÇÃO DE UNIDADES DE ANC

Número de código: Data:

Nome da instalação ....

Subdistrito ....

O programa de educação para a saúde elaborado para o trimestre inclui o PIM Sim ( ) Não ( )

O programa de educação sanitária elaborado para o trimestre inclui o IPTp Sim ( ) Não ( )

Palestra sobre saúde dada no ANC no dia da visita Sim ( ) Não ( )

A palestra de saúde dada nesse dia incluiu a malária na gravidez Sim ( ) Não ( )

A palestra sobre saúde realizada nesse dia incluiu o IPTp Sim ( ) Não ( )

Presença de cartazes do IPTp/MIP na parede Sim ( ) Não ( )

Presença de um livro de registo de ANC para resumos diários Sim ( ) Não ( )

Presença do formulário de devolução de dados mensais do ANC Sim ( ) Não ( )

SP disponível no ANC Sim ( ) Não ( )

Prática de DOT observada Sim ( ) Não ( )

A SP administrada é registada no livro de relatórios de ANC para resumos diários Sim ( ) Não ( )

A SP administrada é registada no livro de ANC das clientes Sim ( ) Não ( )

Presença de formulários de Eventos Adversos para SP Sim ( ) Não ( )

Presença de água gratuita, limpa e segura para o DOT Sim ( ) Não ( )

Presença de água limpa e segura para venda para DOT Sim ( ) Não ( )

Disponibilidade do protocolo nacional de IPTp Sim ( ) Não ( )

Disponibilidade de um manual de formação em IPTp Sim ( ) Não ( ) Presença de MTI para distribuição aos clientes Sim ( ) Não ( )

Quaisquer outras observações: ....

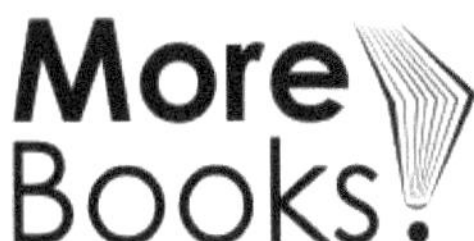

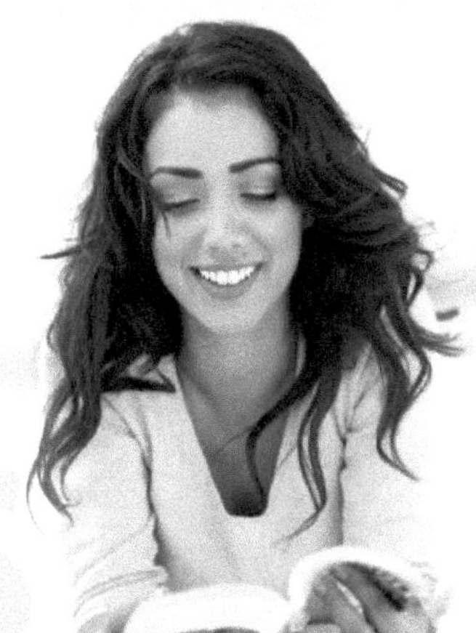

I want morebooks!

Buy your books fast and straightforward online - at one of world's fastest growing online book stores! Environmentally sound due to Print-on-Demand technologies.

Buy your books online at
www.morebooks.shop

Compre os seus livros mais rápido e diretamente na internet, em uma das livrarias on-line com o maior crescimento no mundo! Produção que protege o meio ambiente através das tecnologias de impressão sob demanda.

Compre os seus livros on-line em
www.morebooks.shop

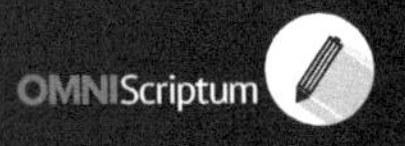

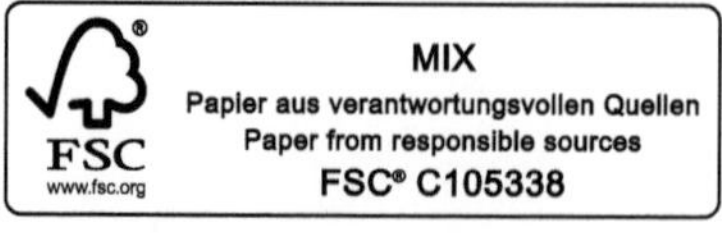

Printed by Books on Demand GmbH, Norderstedt / Germany